Vegaan toiduraamat 2023

Tervisliku ja hõrgutavalt maitsva toidu retseptid igaks päevaks

Siim Puusepp

sisu

Röstitud lillkapsa karri

KOOSTISOSAD

1 pea lillkapsast, lehed ja varred eemaldada ning lõigata suurteks kimpudeks

1/2 suurt kollast sibulat, õhukeselt viilutatud

2 supilusikatäit ekstra neitsioliiviõli

1/2 tassi külmutatud herneid

Maitseained

1/2 tl punast karripulbrit

1/4 tl jahvatatud punast pipart (valikuline)

Meresool ja pipar maitse järgi

Kuumuta ahi temperatuurini 400 °F.

Pane õisikud kaussi ja loputa külma vee all.

Tühjendage vesi.

Vooderda küpsetusplaat fooliumiga.

Asetage lillkapsas ja punane sibul ahjuplaadile.

Vala peale oliiviõli ja puista peale maitseained.

Segage ülaltoodud koostisosad hästi.

Küpseta 45 minutit, korra segades.

Lillkapsa röstimise ajal sulatage 1/2 tassi herneid.

Tõsta lillkapsasegu 45 minuti pärast ahjust välja ja lisa herned.

Viska ja määri kõik õli ja vürtsidega.

Karrieeritud Garbanzo oad

KOOSTISOSAD

2 supilusikatäit ekstra neitsioliiviõli

1 keskmine punane sibul, tükeldatud

4 küüslauguküünt, hakitud

2 15 untsi purki garbanzo ube, nõrutatud

1 20 untsi purk tomatikastet

1 tass vett

1 spl punast karripulbrit

1/2 hunnikut värsket koriandrit, loputatud ja varred eemaldatud ning jämedalt hakitud

Prae sibul ja küüslauk pannil oliiviõlis keskmisel kuumusel pehmeks (võtab umbes 4 minutit).

Nõruta oad ja lisa need pannile.

Lisa tomatikaste, vesi ja karripulber.

Sega kõik on hästi segatud.

Keeda keskmisel kuumusel.

Lisa potti koriander.

Sega ja küpseta, kuni kaste on paksu konsistentsiga.

Pruuni läätse karri

KOOSTISOSAD

1 spl ekstra neitsioliiviõli

3 küüslauguküünt, hakitud

1 keskmine punane sibul, tükeldatud

3 keskmist porgandit (1/2 naela)

1 tass keetmata pruunid läätsed

2 spl kuuma karripulbrit

15 untsi purki tomatikastet*

Meresool

1/2 hunnikut värsket koriandrit (valikuline)

Aseta läätsed ahjuplaadile.

Aja 3 tassi vett potis keema.

Lisa läätsed.

Keeda ja keera kuumus madalaks.

Kata kaanega ja hauta 20 minutit või kuni läätsed on pehmed.

Nõruta läätsed.

Prae sibulat, küüslauku ja porgandeid pannil oliiviõliga keskmisel kuumusel, kuni sibul muutub läbipaistvaks.

Lisa karripulber ja prae veel min.

Lisa pannile läätsed koos tomatikastmega.

Sega ja küpseta umbes 5 minutit.

Maitsesta vajadusel veel soolaga.

Kaunista koriandriga ja serveeri riisi, naani, pita või koorikuga leivaga.

Salat kapsa ja tomati pestoga

KOOSTISOSAD

6 tassi kapsast, peeneks hakitud kapsast

15 untsi. purk valgeid ube, loputatud ja nõrutatud

1 tass keedetud quorni*, tükeldatud

1 tass viinamarjatomateid, poolitatud

1/2 tassi pestot

1 suur sidrun, lõigatud viiludeks

Sega kausis kõik koostisosad peale pesto ja sidruni

Lisa pesto ja sega, kuni see on kaetud.

Kaunista sidruniga

Aeglase pliidi mereväeoasupp

KOOSTISOSAD

2 supilusikatäit ekstra neitsioliiviõli

6 küüslauguküünt, hakitud

1 keskmine punane sibul, tükeldatud

1/2 naela porgandit, õhukeselt viilutatud ringideks

4 sellerivart (1/2 kimp), lõigatud viiludeks

1 nael kuivatatud ube, seemnetega, loputatud ja nõrutatud

1 terve loorberileht

1 tl kuivatatud rosmariini

1/2 tl kuivatatud tüümiani

1/2 tl paprikat

Värskelt jahvatatud pipar (15-20 pööret pipraveski)

1 1/2 teelusikatäit soola või rohkem maitse järgi

Pane aeglasesse pliiti oliiviõli, küüslauk, sibul, seller ja porgand.

Lisage aeglasele pliidile oad, loorberileht, rosmariin, tüümian, paprika ja veidi värskelt purustatud pipart.

Lisage aeglasele pliidile 6 tassi vett ja segage koostisosad.

Katke ja küpseta 8 tundi madalal või kõrgel kuumusel 4 1/2 tundi.

Kui see on keedetud, segage supp sisse ja purustage oad.

Maitsesta vajadusel veel meresoolaga.

Vegan wrap tofuga

koostisained

½ punast kapsast, hakitud

4 kuhjaga supilusikatäit piimavaba jogurtit

3 supilusikatäit piparmündikastet

3 x 200g pakki tofut, millest igaüks on lõigatud 15 kuubikuks

2 spl tandoori karripastat

2 supilusikatäit oliiviõli

2 punast sibulat, viilutatud

2 suurt küüslauguküünt, lõigatud viiludeks

8 chapatit

2 laimi, neljandikku

Sega kausis lehtkapsas, piimavaba jogurt ja piparmündikaste.

Maitsesta soola ja pipraga ning tõsta kõrvale.

Kombineeri tofu, tandooripasta ja 1 spl õli.

Kuumuta pannil õli ja küpseta tofu portsjonitena kuldseks.

Eemalda tofu pannilt.

Lisa ülejäänud õli, prae sibul ja küüslauk ning küpseta 9 minutit.

Tõsta tofu pannile tagasi

Lisa veel soola.

Koostama

Kuumuta chapattis pakendil olevaid juhiseid järgides.

Tõsta igale peale kapsas, tofu ja näputäis sidrunimahla.

Vegan Chipotle Burrito Bowl

koostisained

125 g basmati riisi

1 spl ekstra neitsioliiviõli

3 küüslauguküünt, hakitud

400 g karp musti ube, nõrutatud ja loputatud

1 spl siidri äädikat

1 tl mett

1 supilusikatäis chipotle pasta

100 g hakitud lehtkapsast

1 avokaado pooleks lõigatud ja viiludeks

1 keskmine hakitud tomat

1 väike kollane sibul, hakitud

Serveerimiseks (valikuline)

chipotle kuum kaste

koriandri lehed

laimi viilud

Keeda riis vastavalt pakendi juhistele ja hoia soojas.

Kuumuta pannil õli, lisa küüslauk ja sega kuldseks.

Lisa oad, äädikas, mesi ja chipotle.

Maitsesta meresoolaga

Küpseta 2 minutit.

Keeda kapsast minut. ja tühjendage liigne niiskus.

Jaga riis ühtlaselt. kausid.

Kõige peale lisa oad, lehtkapsas, avokaado, tomatid ja sibul.

Puista peale tuline kaste, koriander ja laimiviilud.

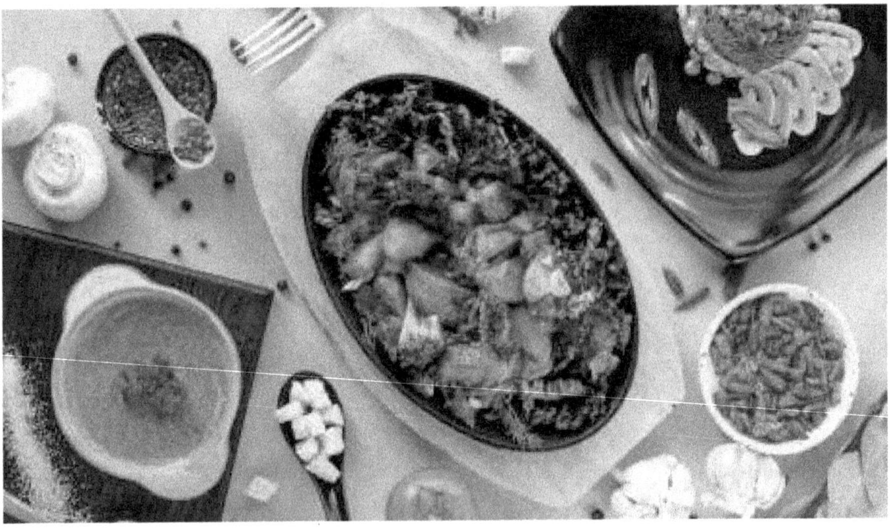

Lihtne Vegan Black Bean Chili

koostisained

2 supilusikatäit ekstra neitsioliiviõli

6 küüslauguküünt, peeneks hakitud

2 suurt punast sibulat, hakitud

3 spl magusat paprikat või mahedat tšillipulbrit

3 spl jahvatatud köömneid

Meresool, maitse järgi

3 supilusikatäit siidri äädikat

2 supilusikatäit mett

2 purki tükeldatud tomateid

2 purki (14 untsi) musti ube, loputatud ja nõrutatud

Kaunistuseks: riivitud vegan juust, hakitud talisibul, viilutatud redis, avokaado tükid, hapukoor

Kuumuta oliiviõli ning prae küüslauk ja sibul pehmeks.

Sega juurde paprika ja köömned, küpseta 3 minutit,

Lisa äädikas, mesi, tomatid ja meresool.

Küpseta veel 10 minutit.

Lisa oad ja küpseta veel 10 minutit.

Serveeri riisiga ja puista peale kaunistusaineid.

Rösti India punaseid läätsi ja tomateid

koostisained

200 g punaseid läätsi, loputatud

2 spl oliiviõli, kui olete vegan

1 väike punane sibul, peeneks hakitud

4 küüslauguküünt, peeneks hakitud

Näputäis kurkumit

½ tl garam masala

koriander, serveerimiseks

1 väike tomat, tükeldatud

Keeda läätsed 1 liitris vees ja näpuotsakeses soolas. Kuumuta 25 minutit keemiseni, koorides pealt mullid.

Katke ja küpseta 40 minutit, kauem, kuni see pakseneb.

Kuumuta pannil õli keskmisel kuumusel.

Prae sibulat ja küüslauku, kuni sibul pehmeneb.

Lisa kurkum ja garam masala ning küpseta veel minut.

Aseta läätsed kaussi ja kata poole sibula seguga.

Kaunista koriandri ja tomatitega.

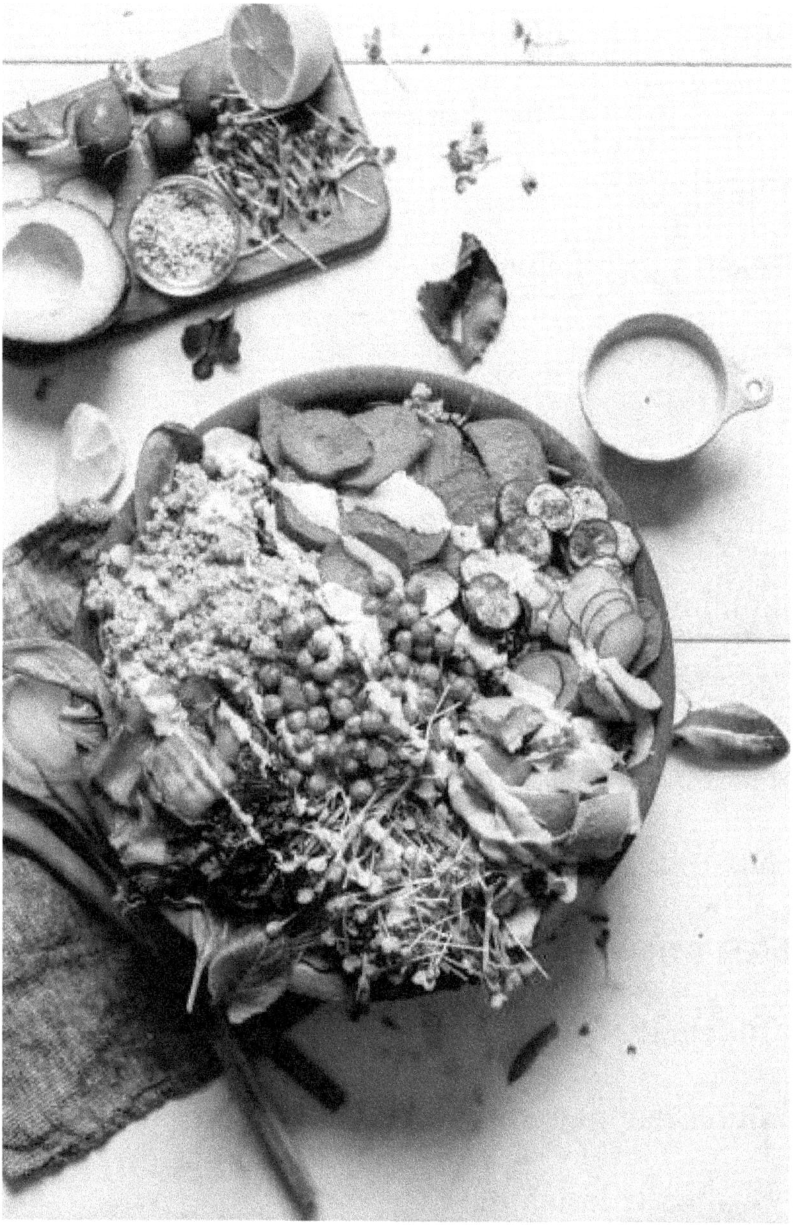

Levantine kikerherne ja hernesalat

koostisained

½ tassi ekstra neitsioliiviõli

1 spl garam masala

2 purki (14 untsi) kikerherneid, nõrutatud ja loputatud

Söögivalmis teraviljasegude kott kaaluga ½ kilo

½ kilo külmutatud herneid

2 sidrunit koore ja mahlaga

1 suur pakk peterselli, jämedalt hakitud lehed

1 suur piparmündileht, jämedalt hakitud

Pool kilo jämedalt hakitud redist

1 kurk, tükeldatud

granaatõunaseemned, serveerimiseks

Kuumuta ahi 392 kraadini F.

Lisage ¼ tassi garam masala õli ja lisage veidi soola.

Sega see suurel pannil kikerhernestega ja küpseta 15 minutit. või kuni krõbedaks.

Lisa omavahel segatud marjad, herned ja sidrunikoor.

Sega läbi ja pane umbes 10 minutiks ahju.

Sega ürtide, rediste, kurkide, ülejäänud õli ja sidrunimahlaga.

Maitsesta veel soolaga ja kaunista granaatõunaseemnetega.

Porgandi ja kardemoni supp

koostisained

1 suur punane sibul, peeneks hakitud

4 rasvast küüslauguküünt, hakitud

1 suur porgand, peeneks hakitud

pöidlasuurune tükk ingverit, kooritud ja peeneks hakitud

2 supilusikatäit oliiviõli

Näputäis kurkumit

Seemned 10 kardemonikaunast

1 tl köömneid, seemneid või jahvatatud

¼ kilo punaseid läätsi

1 ¾ tassi heledat kookospiima

1 sidruni koor ja mahl

näputäis tšillihelbeid

peotäis peterselli, hakitud

Kuumuta pannil veidi õli ja prae sibul, küüslauk, porgand ja ingver pehmeks.

Lisa kurkum, kardemon ja köömned.

Hauta veel paar minutit, kuni vürtsid muutuvad aromaatseks.

Lisa läätsed, kookospiim, 1 kl vett.

Kuumuta keemiseni ja hauta 15 minutit, kuni läätsed on pehmed.

Töötle saumikseriga, blenderda supp ühtlaseks.

Kaunista sidrunimahla ja koorega.

Maitsesta soola, tšilli ja ürtidega.

Jaga kausside vahel ja puista peale veel sidrunikoort.

Pilaf lillkapsa ja basmati riisiga

koostisained

1 supilusikatäis oliiviõli

2 suurt punast sibulat, viilutatud

1 spl karripastat omal valikul

½ kilogrammi basmati riisi

¾ naela lillkapsa õisikud

1 kilogramm kikerherneid, loputatud ja nõrutatud

2 tassi köögiviljasuppi

1/8 tassi röstitud mandleid

peotäis hakitud koriandrit

Kuumuta pannil õli ja prae sibulat keskmisel kuumusel 5 minutit, kuni see hakkab pruunistuma.

Lisa karripasta ja küpseta 1 min.

Lisa riis, lillkapsas ja kikerherned.

Kombineerige need kõik katmiseks.

Lisage laos ja segage hästi.

Kata kaanega ja hauta 12 ja pool minutit või kuni riis ja lillkapsas on pehmed ning kogu vedelik on vähenenud.

Lisa mandlid ja koriander.

Vegan kapsasalati trüki retsept

KOOSTISOSAD

¼ suurt kapsast (375 grammi / 13 untsi), hakitud noa või mandoliiniga

1 suur porgand, kooritud ja julieneeritud

½ keskmist valget sibulat, õhukeselt viilutatud

Koostisained kastmiseks

3 spl aquafabat (kikerherne keeduvedelik)

½ tassi rapsiõli

1 supilusikatäis õunasiidri äädikat

2 supilusikatäit sidrunimahla

2 supilusikatäit mett

½ tl meresoola või rohkem maitse järgi

Kombineerige köögiviljad kausis.

Lisa blenderis aquafaba ja nirista aeglaselt sisse õli.

Lisa ülejäänud kastmeained ja sega läbi.

Vala see kaste köögiviljadele ja sega läbi.

Maitse ja lisa soola.

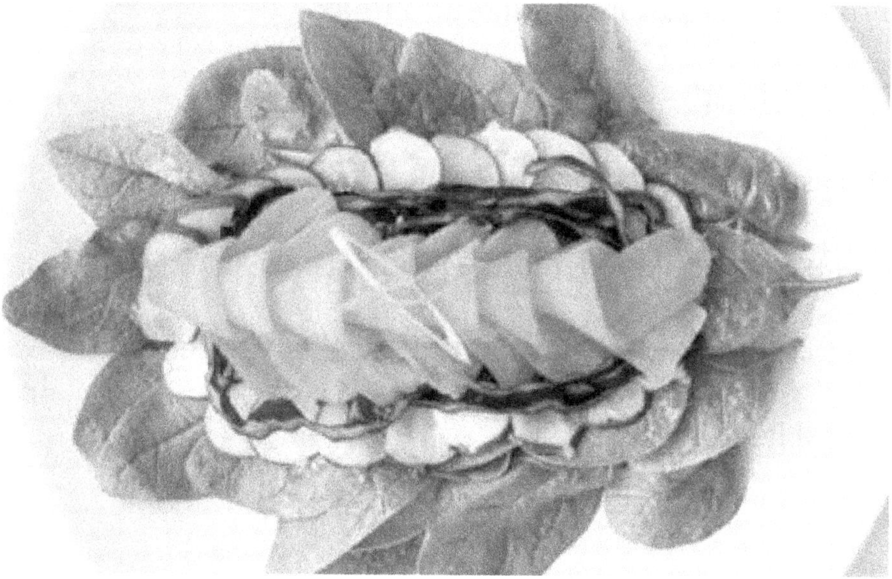

Pasta avokaadokreemiga

koostisained

2 avokaadot, kivideta ja kuubikuteks

3 küüslauguküünt, hakitud

1/2 sidruni mahl

1/4 tassi magustamata mandlipiima

1/4 tassi vett

Meresool, maitse järgi

Punase pipra helbed, maitse järgi

4 poolitatud kirsstomatit kaunistuseks (valikuline)

2 tassi keedetud pastat

Blenderis blenderis avokaado, küüslauk ja sidrunimahl.

Lisage segule aeglaselt mandlipiim ja vesi.

Lisa meresool ja punase pipra helbed.

Sega keedetud pastaga.

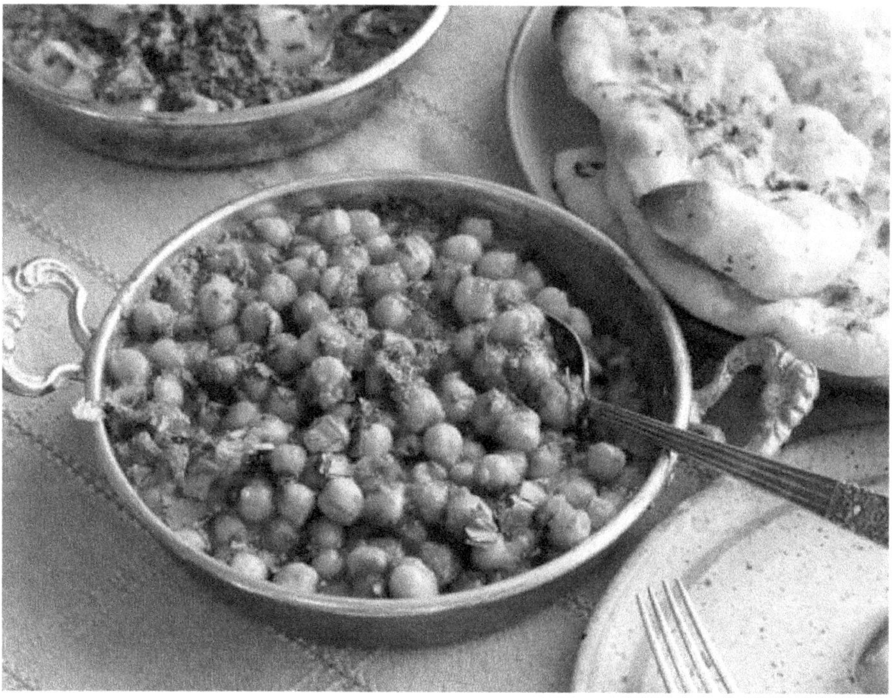

Vegan Quorn salat

16 untsi. quorn, keedetud

2 tl värsket sidrunimahla

1 sellerivars, tükeldatud

1/3 tassi hakitud rohelist sibulat

1 tass vegan majoneesi

1 supilusikatäis inglise sinepit

Meresool ja pipar, maitse järgi

Sega hästi sidrunimahl, seller ja sibul.

Lisage sellele segule vegan majoneesid ja sinep.

Maitsesta meresoola ja pipraga.

Jahuta ja serveeri.

Vegan makaronid ja juust

koostisained

3 1/2 tassi küünarnuki makarone

1/2 tassi vegan margariini

1/2 tassi jahu

3 1/2 tassi keeva veega

1-2 teelusikatäit. meresool

2 lusikat. sojakaste

1 1/2 tl. küüslaugupulber

Näputäis kurkumit

1/4 tassi oliiviõli

1 tass toitvaid pärmihelbeid

Hispaania paprika maitse järgi

Kuumuta ahi temperatuurini 350 ° F.

Küpseta küünarnuki makaronid vastavalt pakendi juhistele.

Nõruta nuudlid.

Kuumuta pannil veganmargariini tasasel tulel kuni sulamiseni.

Lisa ja sega hulka jahu.

Jätka segamist ja suurenda keskmisel kuumusel ühtlaseks ja mullitavaks.

Lisa ja sega keev vesi, sool, sojakaste, küüslaugupulber ja kurkum.

Jätkake segamist kuni lahustumiseni.

Kui see on paks ja mullitav, lisage õli ja pärmihelbed.

Sega 3/4 kastmest nuudlitega ja aseta ahjuplaadile.

Vala peale ülejäänud kaste ja maitsesta paprikaga.

Küpseta 15 minutit.

Jätke mõneks minutiks, kuni see muutub krõbedaks.

Mehhiko inglijuuste nuudlisupp

5 suurt tomatit, lõigatud suurteks kuubikuteks

1 keskmine punane sibul, lõigatud suurteks kuubikuteks

3 küüslauguküünt

2 lusikat. oliiviõli

16 untsi. inglijuuste pasta, rebitud 1-tollisteks tükkideks

32 untsi. köögiviljapuljong

1/2 tl. meresool

1/2 lusikat. must pipar

2 lusikat. pune

2 lusikat. köömned

Tšillihelbed, hakitud Serrano tšilli või kuubikuteks lõigatud jalapeñod maitse järgi (valikuline)

Koriander, sojakoor ja viilutatud avokaado, kaunistuseks (valikuline)

Lisa tomatid, punane sibul, küüslauk ja õli.

Tõsta pannile ja küpseta keskmisel kuumusel.

Lisa nuudlid, puljong, sool, pipar, pune ja köömned.

Lisa tšillihelbed, Serrano tšilli.

Keeda 13 ja pool minutit ja keeda, kuni nuudlid muutuvad pehmeks.

Kaunista koriandri, sojakreemi või avokaadoga.

Vegan pitsa

koostisained

1 tk vegan naani (India leib)

2 lusikat. tomati kaste

1/4 tassi hakitud vegan mozzarellat (Daiya kaubamärk)

1/4 tassi hakitud värskeid nööpeseeni

3 õhukest viilu tomatit

2 Quorni vegan lihapallid, sulatatud (kui need on külmunud) ja lõigatud väikesteks tükkideks

1 spl vegan parmesani

Näputäis kuivatatud basiilikut

Näputäis kuivatatud oreganot

½ tl. meresool

Kuumuta ahi temperatuurini 350 ° F.

Aseta naan küpsetusplaadile.

Määri kaste ühtlaselt üle ja puista peale pooled vegan mozzarella tükid.

Lisa seened, tomativiilud ja vegan lihapallitükid.

Laota kihiti ülejäänud vegan mozzarella tükkidega.

Maitsesta kergelt vegan parmesani, basiiliku ja punega.

Küpseta 25 minutit.

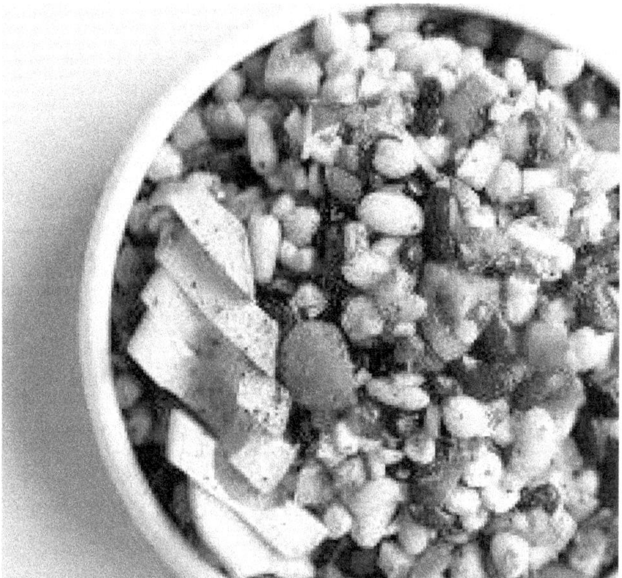

Maasika- ja lehtkapsasalat tsitruselistega

koostisained

1 hunnik lehtkapsast, varred ja suurteks tükkideks rebitud

1 nael maasikad, viilutatud

1/4 tassi viilutatud mandleid

Koostisained kastmiseks

1 sidruni mahl

3 lusikat. ekstra neitsioliiviõli

1 lusikas. Kallis

1/8 tl. meresool

1/8 tl. valge pipar

3-4 supilusikatäit. apelsinimahl

Sega kausis lehtkapsas, maasikad ja mandlid.

Sega kõik kastme koostisosad ja vala salatile.

Teeb 3 kuni 4 portsjonit

Tofu segades prae

1 pakk tahket tofut, nõruta ja püreesta

1/2 sidruni mahl

1/2 tl. soola

1/2 tl. kurkum

1 lusikas. ekstra neitsioliiviõli

1/4 tassi tükeldatud rohelist pipart

1/4 tassi kuubikuteks lõigatud punast sibulat

3 küüslauguküünt, hakitud

1 lusikas. hakitud lamedate lehtedega petersell

1 lusikas. vegan peekonitükid (valikuline)

Pipar, maitse järgi (valikuline)

Sega kausis hästi läbi rebitud tofu, sidrunimahl, sool ja kurkum.

Kuumuta õli keskmisel kuumusel ning lisa pipar, sibul ja küüslauk.

Prae 2 1/2 minutit või kuni pehme.

Lisa tofu segu ja küpseta 15 minutit.

Kaunista peterselli, sojapeekoni tükkide ja pipraga.

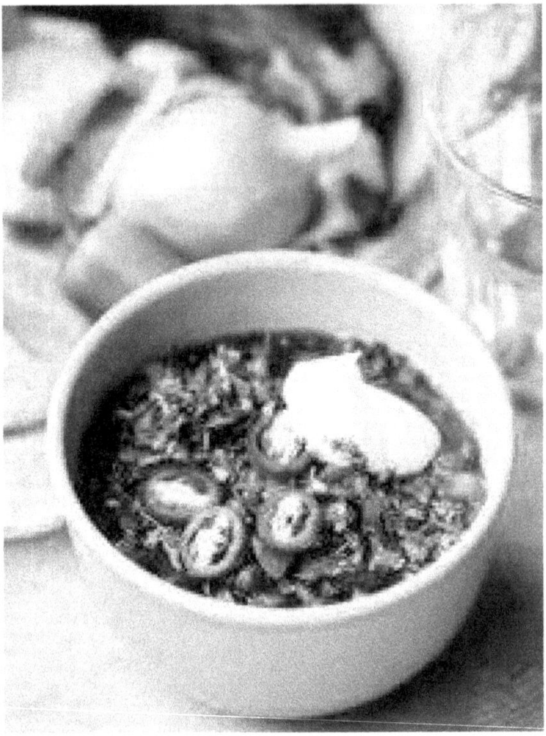

See on praetud spinatiga

1 pakk kõva spinatit, loputa ja nõruta

1/2 sidruni mahl

1/2 tl. soola

1/2 tl. kurkum

1 lusikas. ekstra neitsioliiviõli

1/4 tassi tükeldatud rohelist pipart

1/4 tassi kuubikuteks lõigatud punast sibulat

3 küüslauguküünt, hakitud

1 lusikas. hakitud lamedate lehtedega petersell

1 lusikas. vegan peekonitükid (valikuline)

Pipar, maitse järgi (valikuline)

Sega kausis hästi spinat, sidrunimahl, sool ja kurkum.

Kuumuta õli keskmisel kuumusel ning lisa pipar, sibul ja küüslauk.

Prae 2 1/2 minutit või kuni pehme.

Lisa tofu segu ja küpseta 15 minutit.

Kaunista peterselli, sojapeekoni tükkide ja pipraga.

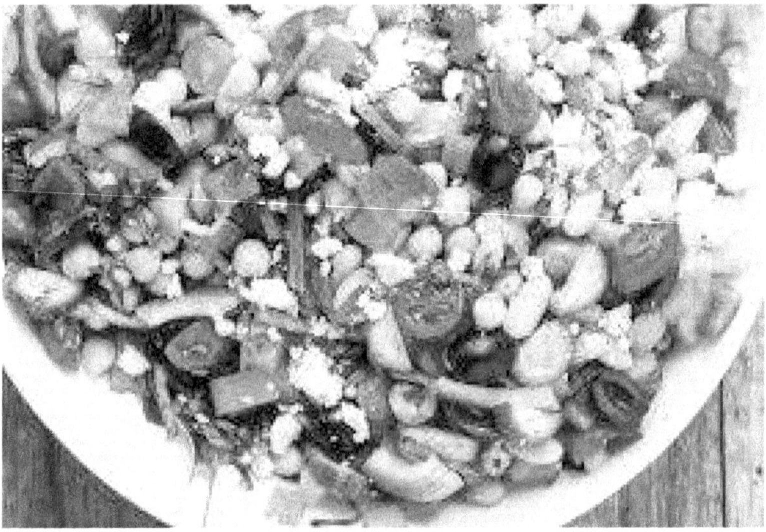

Kressipraad

1 pakend tahket kressi, loputatud ja nõrutatud

1/2 sidruni mahl

1/2 tl. soola

1/2 tl. kurkum

1 lusikas. ekstra neitsioliiviõli

1/4 tassi tükeldatud rohelist pipart

1/4 tassi kuubikuteks lõigatud punast sibulat

3 küüslauguküünt, hakitud

1 lusikas. hakitud lamedate lehtedega petersell

1 lusikas. vegan peekonitükid (valikuline)

Pipar, maitse järgi (valikuline)

Sega kausis kress, sidrunimahl, sool ja kurkum hästi läbi.

Kuumuta õli keskmisel kuumusel ning lisa pipar, sibul ja küüslauk.

Prae 2 1/2 minutit või kuni pehme.

Lisa tofu segu ja küpseta 15 minutit.

Kaunista peterselli, sojapeekoni tükkide ja pipraga.

Kapsa segades prae

1 pakk kõvakapsast, keedetud ja nõrutatud

1/2 sidruni mahl

1/2 tl. soola

1/2 tl. kurkum

1 lusikas. ekstra neitsioliiviõli

1/4 tassi tükeldatud rohelist pipart

1/4 tassi kuubikuteks lõigatud punast sibulat

3 küüslauguküünt, hakitud

1 lusikas. hakitud lamedate lehtedega petersell

1 lusikas. vegan peekonitükid (valikuline)

Pipar, maitse järgi (valikuline)

Sega kausis hästi kapsas, sidrunimahl, sool ja kurkum.

Kuumuta õli keskmisel kuumusel ning lisa pipar, sibul ja küüslauk.

Prae 2 1/2 minutit või kuni pehme.

Lisa tofu segu ja küpseta 15 minutit.

Kaunista peterselli, sojapeekoni tükkide ja pipraga.

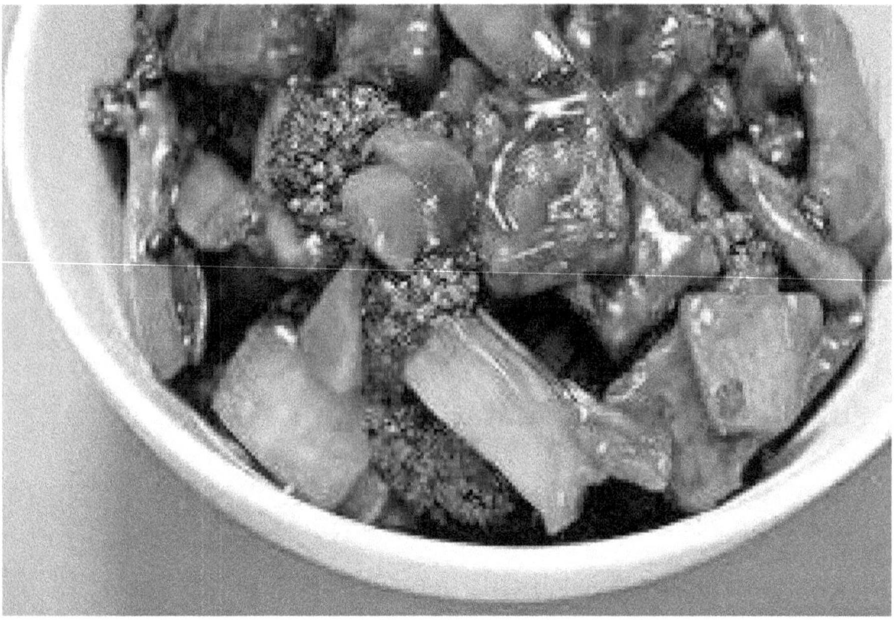

Bok Choy segatud praadimine

1 hunnik bok choy'd, loputatud ja nõrutatud

1/2 tl. soola

1/2 tl. kurkum

1 lusikas. ekstra neitsioliiviõli

1/4 tassi tükeldatud rohelist pipart

1/4 tassi kuubikuteks lõigatud punast sibulat

3 küüslauguküünt, hakitud

1 lusikas. hakitud lamedate lehtedega petersell

1 lusikas. vegan peekonitükid (valikuline)

Pipar, maitse järgi (valikuline)

Sega kausis hästi bok choy ja sool.

Kuumuta õli keskmisel kuumusel ning lisa pipar, sibul ja küüslauk.

Prae 2 1/2 minutit või kuni pehme.

Lisa tofu segu ja küpseta 15 minutit.

Kaunista peterselli, sojapeekoni tükkide ja pipraga.

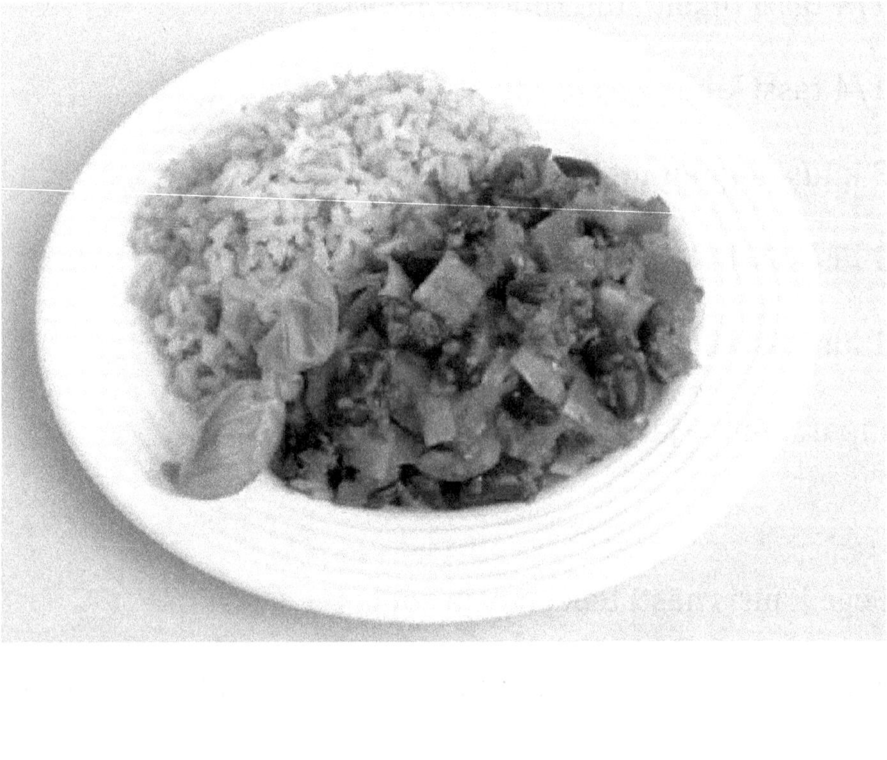

Choy Sum Sega praadida

1 hunnik choy summat, loputatud ja nõrutatud

1/2 tl meresoola

1 lusikas. seesamiõli

1/4 tassi tükeldatud rohelist pipart

1/4 tassi kuubikuteks lõigatud punast sibulat

3 küüslauguküünt, hakitud

1 lusikas. hakitud lamedate lehtedega petersell

1 lusikas. vegan peekonitükid (valikuline)

Pipar, maitse järgi (valikuline)

Sega kausis choy suma ja sool korralikult läbi.

Kuumuta õli keskmisel kuumusel ning lisa pipar, sibul ja küüslauk.

Prae 2 1/2 minutit või kuni pehme.

Lisa tofu segu ja küpseta 15 minutit.

Kaunista peterselli, sojapeekoni tükkide ja pipraga.

Brokkoli segades praadida

20 tk. spargelkapsas, loputa, loputa ja nõruta

1/2 sidruni mahl

1/2 tl. soola

1/2 tl. kurkum

1 lusikas. ekstra neitsioliiviõli

1/4 tassi tükeldatud rohelist pipart

1/4 tassi kuubikuteks lõigatud punast sibulat

3 küüslauguküünt, hakitud

1 lusikas. hakitud lamedate lehtedega petersell

1 lusikas. vegan peekonitükid (valikuline)

Pipar, maitse järgi (valikuline)

Sega kausis hästi brokkoli, sidrunimahl, sool ja kurkum.

Kuumuta õli keskmisel kuumusel ning lisa pipar, sibul ja küüslauk.

Prae 2 1/2 minutit või kuni pehme.

Lisa tofu segu ja küpseta 15 minutit.

Kaunista peterselli, sojapeekoni tükkide ja pipraga.

Vegan täidisega pitsa

koostisained

1 karp pitsatainast (või tee ise)

1 plokk piimavaba vegan mozzarellat, lõigatud ribadeks

1/3 tassi vegan pitsakastet

1 keskmine tomat, õhukeselt viilutatud

3 värsket basiilikulehte, jämedalt hakitud ja oliiviõlis leotatud

1 lusikas. ekstra neitsioliiviõli

Kuumuta ahi 450°-ni.

Rulli pitsatainas soovitud paksuseks ja aseta kergelt määritud ja jahuga ülepuistatud ahjuplaadile.

Aseta vegan mozzarella ümber pitsa äärte ja rulli tainaservad iga riba peale ja vajuta juustutasku moodustamiseks.

Tükelda ülejäänud piimavaba mozzarella.

Määri pitsakaste tainale ja puista peale murendatud vegan juustu.

Kaunista tomativiilude ja basiilikulehtedega.

Küpseta 20 minutit või kuni koorik on kenasti pruunistunud.

Vegan Alfredo kaste

1/4 tassi vegan margariini

3 küüslauguküünt, hakitud

2 tassi keedetud valgeid ube, loputatud ja nõrutatud

1 1/2 tassi magustamata mandlipiima

Meresool ja pipar, maitse järgi

petersell (valikuline)

Sulata vegan margariin madalal kuumusel.

Lisa küüslauk ja küpseta 2 1/2 minutit.

Tõsta köögikombaini, lisa oad ja 1 kl mandlipiima.

Sega ühtlaseks.

Vala kaste pannile tasasel tulel ning maitsesta soola ja pipraga.

Lisa petersell.

Küpseta, kuni see on läbi kuumutatud.

Võileib avokaadosalatiga

1 15 untsi. võib garbanzo ube, loputada, nõrutada ja koorida

1 suur avokaado, küps

1/4 tassi värsket hakitud koriandrit

2 lusikat. hakitud roheline sibul

1 laimi mahl

Meresool ja pipar, maitse järgi

Leiva valik

Salat

Punane

Püreesta garbanzo oad ja avokaado kahvliga.

Lisa koriander, talisibul ja sidrunimahl ning viska läbi

Maitsesta soola ja pipraga.

Määri lemmikleivale ning kaunista salati ja tomatiga

Vegan fajitas

koostisained

1 purk praetud ube (15 untsi)

1 purk pintoube (15 untsi), nõrutatud ja loputatud

1/4 tassi salsat

1 punane sibul ribadeks lõigatud

1 ribadeks lõigatud roheline paprika

2 spl laimimahla

2 spl Fajita maitseainesegu (vt allpool)

Tortillad

Fajita maitseainesegu

1 lusikas. Maisitärklis

2 spl tšillipulbrit

1 tl hispaania paprikat

1 tl mett

1/2 tl meresoola

1/2 tl sibulapulbrit

1/2 tl küüslaugupulbrit

1/2 tl jahvatatud köömneid

1/8 tl Cayenne'i pipart

Keeda salsa ja praeoad kuumaks.

Lisa ja sega hulka fajita maitseaine (jäta 2 supilusikatäit alles) sega ained väikeses kausis.

Pane sibul, pipar ja 2 spl vürtsisegu vette ja sidrunimahla sisse

Jätka, kuni vedelik aurustub ja köögiviljad hakkavad pruunistuma

Aseta oad tortilla keskele.

See on kihiti praetud köögiviljade ja lisanditega.

Rulli ja serveeri.

SALATID

Võisalat ja tomatisalat

Koostis:

8 untsi vegan juustu

6 tassi salatit, 3 kimpu, tükeldatud

1/4 Euroopa või seemneteta kurki, poolitatud pikuti, seejärel õhukesteks viiludeks

3 spl hakitud või hakitud murulauku

16 kirsstomatit

1/2 tassi viilutatud kreeka pähkleid

1/4 valget sibulat, viilutatud

2-3 spl hakitud estragonilehti

Sool ja pipar, maitse järgi

riietumine

1 väike šalottsibul, hakitud

1 spl valget destilleeritud äädikat

1/4 sidrunit, mahlaga, umbes 2 tl

1/4 tassi ekstra neitsioliiviõli

Ettevalmistus

Sega köögikombainis kõik kastme koostisosad.

Sega ülejäänud koostisosadega ja sega korralikult läbi.

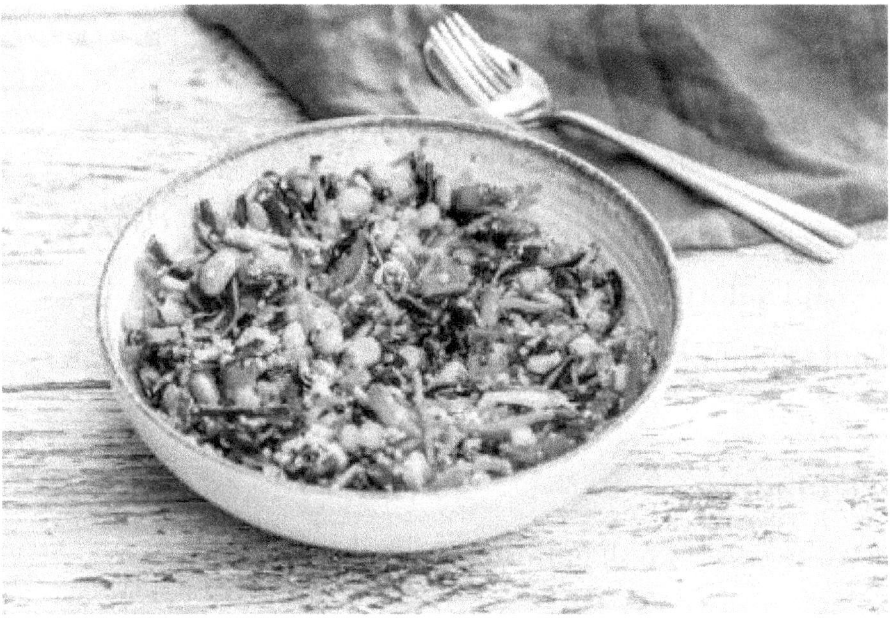

Frisee ja mandli salat

Koostis:

8 untsi vegan juustu

6–7 tassi salatit, 3 kimpu, tükeldatud

1/4 Euroopa või seemneteta kurki, poolitatud pikuti, seejärel õhukesteks viiludeks

3 spl hakitud või hakitud murulauku

16 kirsstomatit

1/2 tassi viilutatud mandleid

1/4 valget sibulat, viilutatud

2-3 spl hakitud estragonilehti

Sool ja pipar, maitse järgi

riietumine

1 väike šalottsibul, hakitud

1 spl valget destilleeritud äädikat

1/4 sidrunit, mahlaga, umbes 2 tl

1/4 tassi ekstra neitsioliiviõli

Ettevalmistus

Sega köögikombainis kõik kastme koostisosad.

Sega ülejäänud koostisosadega ja sega korralikult läbi.

Rooma salat ja india pähkli salat

Koostis:

8 untsi vegan juustu

6–7 tassi rooma salatit, 3 kimpu, tükeldatud

1/4 Euroopa või seemneteta kurki, poolitatud pikuti, seejärel õhukesteks viiludeks

3 spl hakitud või hakitud murulauku

16 kirsstomatit

1/2 tassi viilutatud india pähkleid

1/4 valget sibulat, viilutatud

2-3 spl hakitud rosmariinilehti

Sool ja pipar, maitse järgi

riietumine

1 väike šalottsibul, hakitud

1 spl valget destilleeritud äädikat

1/4 sidrunit, mahlaga, umbes 2 tl

1/4 tassi ekstra neitsioliiviõli

Ettevalmistus

Sega köögikombainis kõik kastme koostisosad.

Sega ülejäänud koostisosadega ja sega korralikult läbi.

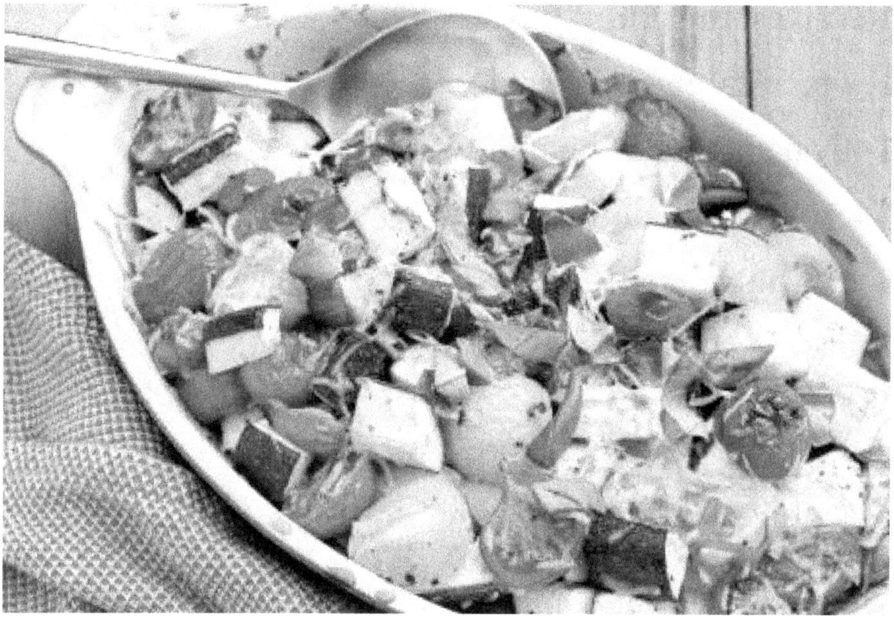

Ice Bergi salat ja maapähklisalat

Koostis:

6–7 tassi jääsalatit, 3 kimpu, tükeldatud

1/4 seemneteta kurki, poolitatud pikuti, seejärel õhukesteks viiludeks

3 spl hakitud või hakitud murulauku

16 väikest tomatit

1/2 tassi sarapuupähkleid

1/4 vidalla sibulat, viilutatud

2-3 spl hakitud tüümianilehti

Sool ja pipar, maitse järgi

8 untsi vegan juustu

riietumine

1 väike šalottsibul, hakitud

1 spl valget destilleeritud äädikat

1/4 sidrunit, mahlaga, umbes 2 tl

1/4 tassi ekstra neitsioliiviõli

½ tl. Inglise sinep

Ettevalmistus

Sega köögikombainis kõik kastme koostisosad.

Sega ülejäänud koostisosadega ja sega korralikult läbi.

Frisee ja kreeka pähkli salat

Koostis:

7 tassi frisee salatit, 3 kobarat, tükeldatud

1/4 kurki, pikuti pooleks, seejärel õhukesteks viiludeks

3 spl hakitud või hakitud murulauku

16 kirsstomatit

1/2 tassi hakitud kreeka pähkleid

1/4 valget sibulat, viilutatud

2-3 spl hakitud estragonilehti

Sool ja pipar, maitse järgi

8 untsi vegan juustu

riietumine

1 väike roheline sibul, hakitud

1 spl valget destilleeritud äädikat

1/4 sidrunit, mahlaga, umbes 2 tl

1/4 tassi ekstra neitsioliiviõli

Ettevalmistus

Sega köögikombainis kõik kastme koostisosad.

Sega ülejäänud koostisosadega ja sega korralikult läbi.

Võisalat ja kreeka pähkli salat

Koostis:

6–7 tassi salatit, 3 kimpu, tükeldatud

1/4 Euroopa või seemneteta kurki, poolitatud pikuti, seejärel õhukesteks viiludeks

3 spl hakitud või hakitud murulauku

16 kirsstomatit

1/2 tassi viilutatud kreeka pähkleid

1/4 punast sibulat, viilutatud

2-3 spl hakitud estragonilehti

Sool ja pipar, maitse järgi

8 untsi vegan juustu

riietumine

1 väike šalottsibul, hakitud

1 spl valget destilleeritud äädikat

1/4 sidrunit, mahlaga, umbes 2 tl

1/4 tassi ekstra neitsioliiviõli

1 lusikas. majonees ilma munata

Ettevalmistus

Sega köögikombainis kõik kastme koostisosad.

Sega ülejäänud koostisosadega ja sega korralikult läbi.

Rumeenia salat, kirsstomatid ja mandlisalat

Koostis:

6–7 tassi rooma salatit, 3 kimpu, tükeldatud

1/4 Euroopa või seemneteta kurki, poolitatud pikuti, seejärel õhukesteks viiludeks

3 spl hakitud või hakitud murulauku

16 kirsstomatit

1/2 tassi viilutatud mandleid

1/4 valget sibulat, viilutatud

2 tl Herbes de Provence

Sool ja pipar, maitse järgi

6 untsi vegan juustu

riietumine

1 väike šalottsibul, hakitud

1 spl valget destilleeritud äädikat

1/4 sidrunit, mahlaga, umbes 2 tl

1/4 tassi ekstra neitsioliiviõli

Ettevalmistus

Sega köögikombainis kõik kastme koostisosad.

Sega ülejäänud koostisosadega ja sega korralikult läbi.

Bibb salat, tomatid ja kreeka pähklid

Koostis:

7 tassi Bibb salatit, 3 kimpu, tükeldatud

1/4 Euroopa või seemneteta kurki, poolitatud pikuti, seejärel õhukesteks viiludeks

3 spl hakitud või hakitud murulauku

16 kirsstomatit

1/2 tassi viilutatud kreeka pähkleid

1/4 valget sibulat, viilutatud

2-3 spl hakitud estragonilehti

Sool ja pipar, maitse järgi

8 untsi vegan juustu

riietumine

1 väike šalottsibul, hakitud

1 spl valget destilleeritud äädikat

1/4 sidrunit, mahlaga, umbes 2 tl

1/4 tassi ekstra neitsioliiviõli

Majonees ilma munata

Ettevalmistus

Sega köögikombainis kõik kastme koostisosad.

Sega ülejäänud koostisosadega ja sega korralikult läbi.

Tomati ja mandli Bostoni salat

Koostis:

6 tassi Bostoni salatit, 3 kobarat, tükeldatud

1/4 Euroopa või seemneteta kurki, poolitatud pikuti, seejärel õhukesteks viiludeks

3 spl hakitud või hakitud murulauku

16 kirsstomatit

1/2 tassi viilutatud mandleid

1/4 punast sibulat, viilutatud

2-3 spl hakitud estragonilehti

Sool ja pipar, maitse järgi

8 untsi vegan juustu

riietumine

1 väike šalottsibul, hakitud

1 spl valget destilleeritud äädikat

1/4 sidrunit, mahlaga, umbes 2 tl

1/4 tassi ekstra neitsioliiviõli

1 spl Dijoni sinepit

Ettevalmistus

Sega köögikombainis kõik kastme koostisosad.

Sega ülejäänud koostisosadega ja sega korralikult läbi.

Salat, kurk ja mandlid

Koostis:

6–7 tassi salatit, 3 kimpu, tükeldatud

1/4 kurki, pikuti pooleks, seejärel õhukesteks viiludeks

3 spl hakitud või hakitud murulauku

2 mangot, tükeldatud

1/2 tassi viilutatud mandleid

1/4 valget sibulat, viilutatud

2-3 spl hakitud estragonilehti

Sool ja pipar, maitse järgi

8 untsi vegan juustu

riietumine

1 väike šalottsibul, hakitud

1 spl valget destilleeritud äädikat

1/4 laimi, mahla, umbes 2 tl

1/4 tassi ekstra neitsioliiviõli

1 lusikas. Kallis

1 supilusikatäis inglise sinepit

Ettevalmistus

Sega köögikombainis kõik kastme koostisosad.

Sega ülejäänud koostisosadega ja sega korralikult läbi.

Salat, kirsstomatid ja makadaamiapähkli salat

Koostis:

7 tassi salatit, 3 kimpu, tükeldatud

1/4 Euroopa või seemneteta kurki, poolitatud pikuti, seejärel õhukesteks viiludeks

3 spl hakitud või hakitud murulauku

16 kirsstomatit

1/2 tassi makadaamiapähkleid

1/4 punast sibulat, viilutatud

2 kuni 3 supilusikatäit värsket tüümiani

Sool ja pipar, maitse järgi

8 untsi vegan juustu

riietumine

1 väike šalottsibul, hakitud

1 spl valget destilleeritud äädikat

1/4 sidrunit, mahlaga, umbes 2 tl

1/4 tassi ekstra neitsioliiviõli

1 lusikas. Kallis

1 spl Dijoni sinepit

Ettevalmistus

Sega köögikombainis kõik kastme koostisosad.

Sega ülejäänud koostisosadega ja sega korralikult läbi.

Salat või, kirsstomatite ja india pähkli salatiga

Koostis:

7 tassi salatit, 3 kimpu, tükeldatud

1/4 Euroopa või seemneteta kurki, poolitatud pikuti, seejärel õhukesteks viiludeks

3 spl hakitud või hakitud murulauku

15 kirsstomatit

1/2 tassi india pähkleid

1/4 valget sibulat, viilutatud

2-3 spl hakitud estragonilehti

Sool ja pipar, maitse järgi

8 untsi vegan juustu

riietumine

1 väike šalottsibul, hakitud

1 spl valget destilleeritud äädikat

1/4 sidrunit, mahlaga, umbes 2 tl

1/4 tassi ekstra neitsioliiviõli

Ettevalmistus

Sega köögikombainis kõik kastme koostisosad.

Sega ülejäänud koostisosadega ja sega korralikult läbi.

Rumeenia kirsstomati- ja makadaamiapähklisalat

Koostis:

6 ½ tassi rooma salatit, 3 kimpu, tükeldatud

1/4 Euroopa või seemneteta kurki, poolitatud pikuti, seejärel õhukesteks viiludeks

3 spl hakitud või hakitud murulauku

16 kirsstomatit

1/2 tassi makadaamiapähkleid

1/4 valget sibulat, viilutatud

2-3 spl hakitud estragonilehti

Sool ja pipar, maitse järgi

8 untsi vegan juustu

riietumine

1 väike šalottsibul, hakitud

1 spl valget destilleeritud äädikat

1/4 sidrunit, mahlaga, umbes 2 tl

1/4 tassi ekstra neitsioliiviõli

Ettevalmistus

Sega köögikombainis kõik kastme koostisosad.

Sega ülejäänud koostisosadega ja sega korralikult läbi.

Jäämäe salat, õunad ja kreeka pähklid

Koostis:

8 untsi vegan juustu

6–7 tassi jääsalatit, 3 kimpu, tükeldatud

1/4 Euroopa või seemneteta kurki, poolitatud pikuti, seejärel õhukesteks viiludeks

3 spl hakitud või hakitud murulauku

2 õuna, südamikust puhastatud ja 2-tollisteks kuubikuteks lõigatud

1/2 tassi viilutatud kreeka pähkleid

1/4 valget sibulat, viilutatud

2-3 spl hakitud estragonilehti

Sool ja pipar, maitse järgi

riietumine

1 väike šalottsibul, hakitud

2 supilusikatäit destilleeritud valget äädikat

1/4 tassi seesamiõli

1 tl mett

½ tl. majonees ilma munata

Ettevalmistus

Sega köögikombainis kõik kastme koostisosad.

Sega ülejäänud koostisosadega ja sega korralikult läbi.

Salati, tomati ja mandli salat

Koostis:

8 untsi vegan juustu

7 tassi salatit, 3 kimpu, tükeldatud

1/4 Euroopa või seemneteta kurki, poolitatud pikuti, seejärel õhukesteks viiludeks

3 spl hakitud või hakitud murulauku

16 kirsstomatit

1/2 tassi viilutatud mandleid

1/4 punast sibulat, viilutatud

2-3 supilusikatäit hakitud tüümiani

Sool ja pipar, maitse järgi

riietumine

1 väike šalottsibul, hakitud

1 spl valget destilleeritud äädikat

1/4 sidrunit, mahlaga, umbes 2 tl

1/4 tassi ekstra neitsioliiviõli

1 lusikas. majonees ilma munata

Ettevalmistus

Sega köögikombainis kõik kastme koostisosad.

Sega ülejäänud koostisosadega ja sega korralikult läbi.

Frisee kirsi ja makadaamia pähkli salat

Koostis:

6–7 tassi salatit, 3 kimpu, tükeldatud

1/4 Euroopa või seemneteta kurki, poolitatud pikuti, seejärel õhukesteks viiludeks

3 spl hakitud või hakitud murulauku

16 kivideta kirsi

1/2 tassi makadaamiapähkleid

1/4 punast sibulat, viilutatud

2-3 spl hakitud estragonilehti

Meresool ja pipar, maitse järgi

8 untsi vegan juustu

riietumine

1 lusikas. murulauk, hakitud

1 spl valget destilleeritud äädikat

1/4 sidrunit, mahlaga, umbes 2 tl

1/4 tassi ekstra neitsioliiviõli

1 lusikas. Kallis

Ettevalmistus

Sega köögikombainis kõik kastme koostisosad.

Sega ülejäänud koostisosadega ja sega korralikult läbi.

Rooma salat, viinamarjad ja kreeka pähklid

Koostis:

7 lahtist rooma salatit, 3 kobarat, tükeldatud

1/4 kurki, pikuti pooleks, seejärel õhukesteks viiludeks

4 spl hakitud või hakitud murulauku

16 viinamarja

1/2 tassi viilutatud kreeka pähkleid

1/4 valget sibulat, viilutatud

Sool ja pipar, maitse järgi

riietumine

2 supilusikatäit destilleeritud valget äädikat

1/4 tassi seesamiõli

1 spl hoi sinkastet

Ettevalmistus

Sega köögikombainis kõik kastme koostisosad.

Sega ülejäänud koostisosadega ja sega korralikult läbi.

Võisalat, kirsstomatid ja Tai basiiliku salat

Koostis:

6–7 tassi salatit, 3 kimpu, tükeldatud

1/4 Euroopa või seemneteta kurki, poolitatud pikuti, seejärel õhukesteks viiludeks

3 spl hakitud või hakitud murulauku

16 kirsstomatit

1/2 tassi kreeka pähkleid

1/4 valget sibulat, viilutatud

2 kuni 3 supilusikatäit hakitud Tai basiilikut

Sool ja pipar, maitse järgi

riietumine

1 väike sibul, hakitud

1 spl valget destilleeritud äädikat

1/4 tassi seesamiõli

1 lusikas. sambal oelek

Ettevalmistus

Sega köögikombainis kõik kastme koostisosad.

Sega ülejäänud koostisosadega ja sega korralikult läbi.

Suitsusalat ja estragon

Koostis:

8 untsi vegan juustu

6–7 tassi salatit, 3 kimpu, tükeldatud

1/4 Euroopa või seemneteta kurki, poolitatud pikuti, seejärel õhukesteks viiludeks

3 spl hakitud või hakitud murulauku

16 kirsstomatit

1/2 tassi viilutatud mandleid

1/4 valget sibulat, viilutatud

2-3 spl hakitud estragonilehti

Sool ja pipar, maitse järgi

riietumine

1 spl köömneid

1 supilusikatäis annatto seemneid

1/2 tl. Cayenne'i pipar

1 spl valget destilleeritud äädikat

1/4 laimi, mahla, umbes 2 tl

1/4 tassi ekstra neitsioliiviõli

Ettevalmistus

Sega köögikombainis kõik kastme koostisosad.

Sega ülejäänud koostisosadega ja sega korralikult läbi.

Salat, piparmündilehed ja india pähkli salat

Koostis:

6–7 tassi salatit, 3 kimpu, tükeldatud

1/4 Euroopa või seemneteta kurki, poolitatud pikuti, seejärel õhukesteks viiludeks

3 spl hakitud või hakitud murulauku

16 viinamarja

1/2 tassi india pähkleid

1/4 punast sibulat, viilutatud

2-3 spl hakitud piparmündilehti

Sool ja pipar, maitse järgi

8 untsi vegan juustu

riietumine

1 väike šalottsibul, hakitud

1 spl valget destilleeritud äädikat

1/4 laimi, mahla, umbes 2 tl

1/4 tassi ekstra neitsioliiviõli

1 lusikas mett

Ettevalmistus

Sega köögikombainis kõik kastme koostisosad.

Sega ülejäänud koostisosadega ja sega korralikult läbi.

Salat, tomati ja maapähkli salat

Koostis:

6–7 tassi rooma salatit, 3 kimpu, tükeldatud

1/4 Euroopa või seemneteta kurki, poolitatud pikuti, seejärel õhukesteks viiludeks

3 spl hakitud või hakitud murulauku

16 kirsstomatit

1/2 tassi viilutatud sarapuupähkleid

1/4 kollast sibulat, viilutatud

Sool ja pipar, maitse järgi

8 untsi vegan juustu

riietumine

1 väike šalottsibul, hakitud

1 spl valget destilleeritud äädikat

1/4 sidrunit, mahlaga, umbes 2 tl

1/4 tassi ekstra neitsioliiviõli

Ettevalmistus

Sega köögikombainis kõik kastme koostisosad.

Sega ülejäänud koostisosadega ja sega korralikult läbi.

Salat või, apelsinide ja mandlitega

Koostis:

6–7 tassi salatit, 3 kimpu, tükeldatud

1/4 kurki, pikuti pooleks, seejärel õhukesteks viiludeks

3 supilusikatäit tükeldatud või tükeldatud

piparmündilehti

8 mandariini viilu, kooritud ja pooleks lõigatud

1/2 tassi viilutatud mandleid

1/4 valget sibulat, viilutatud

Sool ja pipar, maitse järgi

8 untsi vegan juustu

riietumine

1 väike šalottsibul, hakitud

1 spl valget destilleeritud äädikat

1/4 laimi, mahla, umbes 2 tl

1/4 tassi seesamiõli

1 lusikas. Kallis

Ettevalmistus

Sega köögikombainis kõik kastme koostisosad.

Sega ülejäänud koostisosadega ja sega korralikult läbi.

Lihtne salat, tomatid ja mandlid

Koostis:

6–7 tassi jääsalatit, 3 kimpu, tükeldatud

1/4 Euroopa või seemneteta kurki, poolitatud pikuti, seejärel õhukesteks viiludeks

3 spl hakitud või hakitud murulauku

16 kirsstomatit

1/2 tassi viilutatud mandleid

1/4 punast sibulat, viilutatud

2 oksa värsket rosmariini

Sool ja pipar, maitse järgi

8 untsi vegan juustu

riietumine

1 väike sibul, hakitud

1 spl valget destilleeritud äädikat

1/4 sidrunit, mahlaga, umbes 2 tl

1/4 tassi ekstra neitsioliiviõli

1 majonees ilma munata

Ettevalmistus

Sega köögikombainis kõik kastme koostisosad.

Sega ülejäänud koostisosadega ja sega korralikult läbi.

Rumeenia salat, tomatid ja sarapuupähklid

Koostis:

6–7 tassi rooma salatit, 3 kimpu, tükeldatud

1/4 Euroopa või seemneteta kurki, poolitatud pikuti, seejärel õhukesteks viiludeks

3 spl hakitud või hakitud murulauku

16 kirsstomatit

1/2 tassi sarapuupähkleid

10 musta viinamarja, seemneteta

2-3 spl hakitud estragonilehti

Sool ja pipar, maitse järgi

8 untsi vegan juustu

riietumine

1 väike šalottsibul, hakitud

1 spl valget destilleeritud äädikat

1/4 sidrunit, mahlaga, umbes 2 tl

1/4 tassi ekstra neitsioliiviõli

1 lusikas. Kallis

Ettevalmistus

Sega köögikombainis kõik kastme koostisosad.

Sega ülejäänud koostisosadega ja sega korralikult läbi.

Frisee salat, sibul ja estragon

Koostis:

8 untsi vegan juustu

6–7 tassi salatit, 3 kimpu, tükeldatud

1/4 Euroopa või seemneteta kurki, poolitatud pikuti, seejärel õhukesteks viiludeks

3 spl hakitud või hakitud murulauku

16 kirsstomatit

1/2 tassi viilutatud mandleid

1/4 valget sibulat, viilutatud

2-3 spl hakitud estragonilehti

Sool ja pipar, maitse järgi

riietumine

1 väike šalottsibul, hakitud

1 spl valget destilleeritud äädikat

1/4 sidrunit, mahlaga, umbes 2 tl

1/4 tassi ekstra neitsioliiviõli

Ettevalmistus

Sega köögikombainis kõik kastme koostisosad.

Sega ülejäänud koostisosadega ja sega korralikult läbi.

Frisee Tomatoes Mandli ja estragoni salat

Koostis:

8 untsi vegan juustu

6–7 tassi salatit, 3 kimpu, tükeldatud

1/4 Euroopa või seemneteta kurki, poolitatud pikuti, seejärel õhukesteks viiludeks

3 spl hakitud või hakitud murulauku

16 kirsstomatit

1/2 tassi viilutatud mandleid

1/4 valget sibulat, viilutatud

2-3 spl hakitud estragonilehti

Sool ja pipar, maitse järgi

riietumine

1 väike šalottsibul, hakitud

1 spl valget destilleeritud äädikat

1/4 sidrunit, mahlaga, umbes 2 tl

1/4 tassi ekstra neitsioliiviõli

Ettevalmistus

Sega köögikombainis kõik kastme koostisosad.

Sega ülejäänud koostisosadega ja sega korralikult läbi.

Frisee tomati ja sarapuupähkli salat

Koostis:

8 untsi vegan juustu

6–7 tassi salatit, 3 kimpu, tükeldatud

1/4 Euroopa või seemneteta kurki, poolitatud pikuti, seejärel õhukesteks viiludeks

3 spl hakitud või hakitud murulauku

16 kirsstomatit

1/2 tassi viilutatud sarapuupähkleid

1/4 valget sibulat, viilutatud

2-3 spl hakitud estragonilehti

Sool ja pipar, maitse järgi

riietumine

1 väike šalottsibul, hakitud

1 spl valget destilleeritud äädikat

1/4 sidrunit, mahlaga, umbes 2 tl

1/4 tassi ekstra neitsioliiviõli

Ettevalmistus

Sega köögikombainis kõik kastme koostisosad.

Sega ülejäänud koostisosadega ja sega korralikult läbi.

Frisee ja suvikõrvitsa salat

Koostis:

8 untsi vegan juustu

6–7 tassi salatit, 3 kimpu, tükeldatud

1/4 suvikõrvitsat, poolitada pikuti, seejärel õhukesteks viiludeks

16 kirsstomatit

1/2 tassi viilutatud mandleid

1/4 valget sibulat, viilutatud

2-3 spl hakitud estragonilehti

Sool ja pipar, maitse järgi

riietumine

1 väike šalottsibul, hakitud

1 spl valget destilleeritud äädikat

1/4 sidrunit, mahlaga, umbes 2 tl

1/4 tassi ekstra neitsioliiviõli

Ettevalmistus

Sega köögikombainis kõik kastme koostisosad.

Sega ülejäänud koostisosadega ja sega korralikult läbi.

Rumeenia salat ja sarapuupähklisalat

Koostis:

8 untsi vegan juustu

6–7 tassi rooma salatit, 3 kimpu, tükeldatud

1/4 Euroopa või seemneteta kurki, poolitatud pikuti, seejärel õhukesteks viiludeks

3 spl hakitud või hakitud murulauku

16 kirsstomatit

1/2 tassi viilutatud sarapuupähkleid

1/4 valget sibulat, viilutatud

2-3 spl hakitud estragonilehti

Sool ja pipar, maitse järgi

riietumine

1 väike šalottsibul, hakitud

1 spl valget destilleeritud äädikat

1/4 sidrunit, mahlaga, umbes 2 tl

1/4 tassi ekstra neitsioliiviõli

Ettevalmistus

Sega köögikombainis kõik kastme koostisosad.

Sega ülejäänud koostisosadega ja sega korralikult läbi.

Jäämäe salat, tomatid ja mandlid

Koostis:

8 untsi vegan juustu

6–7 tassi jääsalatit, 3 kimpu, tükeldatud

1/4 Euroopa või seemneteta kurki, poolitatud pikuti, seejärel õhukesteks viiludeks

3 spl hakitud või hakitud murulauku

16 kirsstomatit

1/2 tassi viilutatud mandleid

1/4 valget sibulat, viilutatud

2-3 spl hakitud estragonilehti

Sool ja pipar, maitse järgi

riietumine

1 väike šalottsibul, hakitud

1 spl valget destilleeritud äädikat

1/4 sidrunit, mahlaga, umbes 2 tl

1/4 tassi ekstra neitsioliiviõli

Ettevalmistus

Sega köögikombainis kõik kastme koostisosad.

Sega ülejäänud koostisosadega ja sega korralikult läbi.

Frisee ja feta salat

Koostis:

6–7 tassi salatit, 3 kimpu, tükeldatud

1/4 seemneteta kurki, poolitatud pikuti, seejärel õhukesteks viiludeks

3 spl hakitud või hakitud murulauku

16 kirsstomatit

1/2 tassi pistaatsiapähkleid

1/4 valget sibulat, viilutatud

2-3 spl hakitud estragonilehti

Sool ja pipar, maitse järgi

8 untsi vegan juustu

riietumine

1 väike šalottsibul, hakitud

1 spl valget destilleeritud äädikat

1/4 sidrunit, mahlaga, umbes 2 tl

1/4 tassi ekstra neitsioliiviõli

1 lusikas. pesto kaste

Ettevalmistus

Sega köögikombainis kõik kastme koostisosad.

Sega ülejäänud koostisosadega ja sega korralikult läbi.

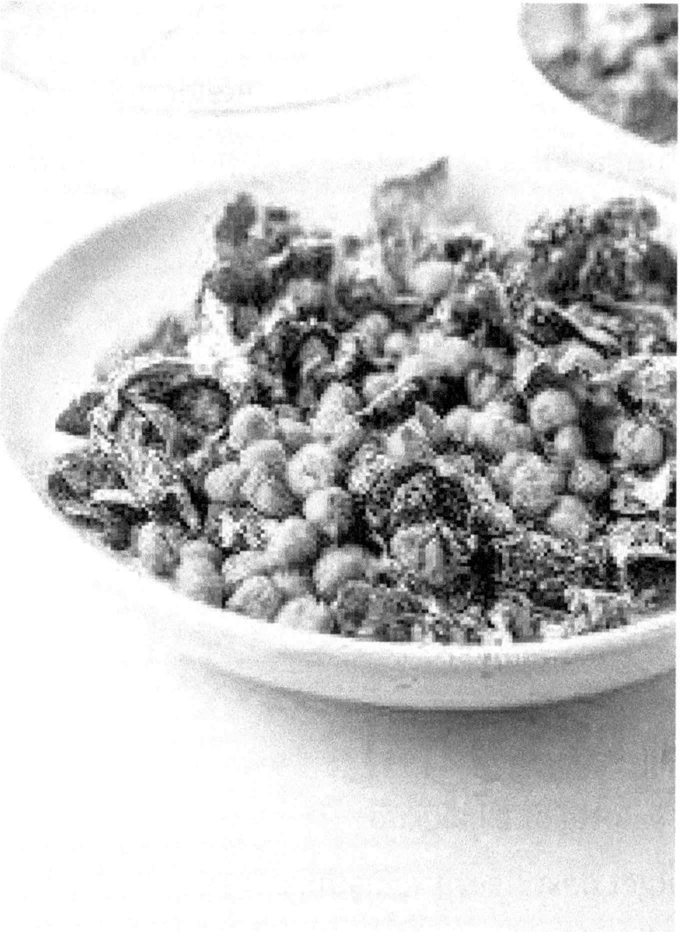

Frisee ja feta salat

Koostis:

6–7 tassi rooma salatit, 3 kimpu, tükeldatud

1/4 Euroopa või seemneteta kurki, poolitatud pikuti, seejärel õhukesteks viiludeks

3 spl hakitud või hakitud murulauku

16 kirsstomatit

1/2 tassi makadaamiapähkleid

1/4 punast sibulat, viilutatud

Sool ja pipar, maitse järgi

5 untsi vegan juustu

riietumine

1 väike šalottsibul, hakitud

1 spl valget destilleeritud äädikat

1/4 sidrunit, mahlaga, umbes 2 tl

1/4 tassi ekstra neitsioliiviõli

1 lusikas. pesto kaste

Ettevalmistus

Sega köögikombainis kõik kastme koostisosad.

Sega ülejäänud koostisosadega ja sega korralikult läbi.

Basiiliku roheline salat ja vegan juust

Koostis:

6–7 tassi salatit, 3 kimpu, tükeldatud

1/4 kurki, pikuti pooleks, seejärel õhukesteks viiludeks

16 kirsstomatit

1/4 punast sibulat, viilutatud

2 kuni 3 supilusikatäit hakitud värsket basiilikut

Sool ja pipar, maitse järgi

8 untsi vegan juustu

riietumine

1 väike šalottsibul, hakitud

1 spl valget destilleeritud äädikat

1/4 sidrunit, mahlaga, umbes 2 tl

1/4 tassi ekstra neitsioliiviõli

Ettevalmistus

Sega köögikombainis kõik kastme koostisosad.

Sega ülejäänud koostisosadega ja sega korralikult läbi.

Rumeenia ja pistaatsia salat

Koostis:

8 untsi vegan juustu

6–7 tassi rooma salatit, 3 kimpu, tükeldatud

1/4 Euroopa või seemneteta kurki, poolitatud pikuti, seejärel õhukesteks viiludeks

3 spl hakitud või hakitud murulauku

16 kirsstomatit

1/2 tassi viilutatud pistaatsiapähklit

1/4 Vidalla sibul, viilutatud

2-3 spl hakitud estragonilehti

Sool ja pipar, maitse järgi

riietumine

1 väike šalottsibul, hakitud

1 spl valget destilleeritud äädikat

1/4 sidrunit, mahlaga, umbes 2 tl

1/4 tassi ekstra neitsioliiviõli

Ettevalmistus

Sega köögikombainis kõik kastme koostisosad.

Sega ülejäänud koostisosadega ja sega korralikult läbi.

Frisee salat, tomatid ja sibulad vinegretis makadaamiapähkliõliga

Koostis:

6–7 tassi salatit, 3 kimpu, tükeldatud

1/4 kurki, pikuti pooleks, seejärel õhukesteks viiludeks

3 spl hakitud või hakitud murulauku

16 kirsstomatit

1/2 tassi viilutatud mandleid

1/4 punast sibulat, viilutatud

2-3 supilusikatäit hakitud peterselli

Sool ja pipar, maitse järgi

8 untsi vegan juustu

riietumine

1 väike sibul, hakitud

1 spl valget destilleeritud äädikat

1/4 sidrunit, mahlaga, umbes 2 tl

1/4 tassi makadaamiapähkliõli

Ettevalmistus

Sega köögikombainis kõik kastme koostisosad.

Sega ülejäänud koostisosadega ja sega korralikult läbi.

Rumeenia tomati ja pistaatsia salat

Koostis:

8 untsi vegan juustu

6–7 tassi rooma salatit, 3 kimpu, tükeldatud

1/4 Euroopa või seemneteta kurki, poolitatud pikuti, seejärel õhukesteks viiludeks

3 spl hakitud või hakitud murulauku

16 kirsstomatit

1/2 tassi pistaatsiapähkleid

1/4 punast sibulat, viilutatud

Sool ja pipar, maitse järgi

riietumine

1 väike šalottsibul, hakitud

1 spl valget destilleeritud äädikat

1/4 sidrunit, mahlaga, umbes 2 tl

1/4 tassi ekstra neitsioliiviõli

Ettevalmistus

Sega köögikombainis kõik kastme koostisosad.

Sega ülejäänud koostisosadega ja sega korralikult läbi.

Artišoki kapparid ja artišokisüdamesalat

Koostis:

1 artišokk, loputatud, pekstud ja tükeldatud

½ tassi kapparid

½ tassi artišokisüdameid

riietumine

2 lusikat. valge veini äädikas

4 supilusikatäit ekstra neitsioliiviõli

Värskelt jahvatatud must pipar

3/4 tassi peeneks jahvatatud mandleid

Meresool

Ettevalmistus

Sega köögikombainis kõik kastme koostisosad.

Sega ülejäänud koostisosadega ja sega korralikult läbi.

Roheliste segatud maisi ja artišoki südamesalat

Koostis:

1 hunnik Mescluni, loputatud, pekstud ja tükeldatud

½ tassi konserveeritud beebimaisi

½ tassi artišokisüdameid

riietumine

2 lusikat. valge veini äädikas

4 supilusikatäit ekstra neitsioliiviõli

Värskelt jahvatatud must pipar

3/4 tassi peeneks jahvatatud sarapuupähkleid

Meresool

Ettevalmistus

Sega köögikombainis kõik kastme koostisosad.

Sega ülejäänud koostisosadega ja sega korralikult läbi.

Rumeenia salat Tomatillo kastmega

Koostis:

1 pea salat, tükeldatud

4 suurt tomatit, seemnetest puhastatud ja tükeldatud

4 redist õhukesteks viiludeks

riietumine

6 tomatit, nõruta ja lõika pooleks

1 jalapeno, lõika pooleks

1 valge sibul, neljaks lõigatud

2 supilusikatäit ekstra neitsioliiviõli

Koššersool ja värskelt jahvatatud must pipar

1/2 tl jahvatatud köömneid

1 tass piimavaba toorjuustu

2 spl värsket sidrunimahla

Valmistada/küpsetada

Kuumuta ahi 400 kraadini F.

Kastme jaoks asetage tomatid, jalapeno ja sibul küpsiseplaadile.

Nirista peale oliiviõli ning puista peale soola ja pipart.

Küpseta ahjus 25-30 min. kuni köögiviljad hakkavad pruunistuma ja veidi tumenema.

Tõsta köögikombaini ja lase jahtuda, seejärel sega läbi.

Lisa ülejäänud ained ja pane tunniks ajaks külmkappi.

Sega ülejäänud koostisosadega ja sega korralikult läbi.

Kreeka rooma salat ja tomatisalat

Koostis:

1 pea Rooma salat, tükeldatud

4 tervet küpset tomatit, lõigake iga 6 viiluks, seejärel lõigake iga viil pooleks

1 keskmine terve kurk, kooritud, pikuti neljaks lõigatud ja suurteks tükkideks lõigatud

1/2 tervet valget sibulat, väga õhukeseks viilutatud

30 tervet rohelist kivideta oliivi, pikuti poolitatud, pluss 6 oliivi peeneks hakituna

6 untsi hakitud vegan juustu

Värsked petersellilehed, jämedalt hakitud

riietumine

1/4 tassi ekstra neitsioliiviõli

2 supilusikatäit valge veini äädikat

1 tl suhkrut või rohkem maitse järgi

1 küüslauguküüs, hakitud

Sool ja värskelt jahvatatud must pipar

½ sidruni mahl

Meresool

Ettevalmistus

Kombineeri kõik kastme ained köögikombainis ja blenderda.

Maitsesta vajadusel veel soolaga.

Sega kõik koostisained.

Ploomi ja kurgi salat

Koostis:

5 keskmist ploomtomatit, poolitatud pikuti, seemnetest ja õhukesteks viiludeks

1/4 valget sibulat, kooritud, pikuti poolitatud ja õhukesteks viiludeks

1 suur kurk pikuti pooleks ja õhukesteks viiludeks

riietumine

¼ tassi ekstra neitsioliiviõli

2 tilka valge veini äädikat

Jäme sool ja must pipar

Ettevalmistus

Kombineeri kõik kastme koostisosad.

Sega ülejäänud koostisosadega ja sega korralikult läbi.

Enoki seene- ja kurgisalat

Koostis:

15 Enoki seeni, õhukeselt viilutatud

1/4 valget sibulat, kooritud, pikuti poolitatud ja õhukesteks viiludeks

1 suur kurk pikuti pooleks ja õhukesteks viiludeks

riietumine

¼ tassi ekstra neitsioliiviõli

2 tilka valge veini äädikat

Jäme sool ja must pipar

Ettevalmistus

Kombineeri kõik kastme koostisosad.

Sega ülejäänud koostisosadega ja sega korralikult läbi.

Tomati ja suvikõrvitsa salat

Koostis:

5 keskmist tomatit, pikuti poolitatud, seemnetest eemaldatud ja õhukesteks viiludeks lõigatud

1/4 valget sibulat, kooritud, pikuti poolitatud ja õhukesteks viiludeks

1 suur suvikõrvits, pikuti poolitatud, õhukesteks viiludeks lõigatud ja blanšeeritud

riietumine

¼ tassi ekstra neitsioliiviõli

2 lusikat. Õunaäädikas

Jäme sool ja must pipar

Ettevalmistus

Kombineeri kõik kastme koostisosad.

Sega ülejäänud koostisosadega ja sega korralikult läbi.

Tomatillod kurgisalatiga

Koostis:

10 tomatit, poolitatud pikuti, seemnetest ja õhukesteks viiludeks

1/4 valget sibulat, kooritud, pikuti poolitatud ja õhukesteks viiludeks

1 suur kurk pikuti pooleks ja õhukesteks viiludeks

riietumine

¼ tassi ekstra neitsioliiviõli

2 tilka valge veini äädikat

Jäme sool ja must pipar

Ettevalmistus

Kombineeri kõik kastme koostisosad.

Sega ülejäänud koostisosadega ja sega korralikult läbi.

Ploomi ja sibula salat

Koostis:

5 keskmist ploomtomatit, poolitatud pikuti, seemnetest ja õhukesteks viiludeks

1/4 valget sibulat, kooritud, pikuti poolitatud ja õhukesteks viiludeks

1 suur kurk pikuti pooleks ja õhukesteks viiludeks

riietumine

¼ tassi ekstra neitsioliiviõli

2 lusikat. Õunaäädikas

Jäme sool ja must pipar

Ettevalmistus

Kombineeri kõik kastme koostisosad.

Sega ülejäänud koostisosadega ja sega korralikult läbi.

Suvikõrvitsa ja tomati salat

Koostis:

5 keskmist tomatit, pikuti poolitatud, seemnetest eemaldatud ja õhukesteks viiludeks lõigatud

1/4 valget sibulat, kooritud, pikuti poolitatud ja õhukesteks viiludeks

1 suur suvikõrvits, pikuti poolitatud, õhukesteks viiludeks lõigatud ja blanšeeritud

riietumine

¼ tassi ekstra neitsioliiviõli

2 tilka valge veini äädikat

Jäme sool ja must pipar

Ettevalmistus

Kombineeri kõik kastme koostisosad.

Sega ülejäänud koostisosadega ja sega korralikult läbi.

Pärand tomati salat

Koostis:

3 pärandtomatit, poolitatud pikuti, seemnetest puhastatud ja õhukesteks viiludeks lõigatud

1/4 valget sibulat, kooritud, pikuti poolitatud ja õhukesteks viiludeks

1 suur kurk pikuti pooleks ja õhukesteks viiludeks

riietumine

¼ tassi ekstra neitsioliiviõli

2 tilka valge veini äädikat

Jäme sool ja must pipar

Ettevalmistus

Kombineeri kõik kastme koostisosad.

Sega ülejäänud koostisosadega ja sega korralikult läbi.

Enoki seenesalat

Koostis:

15 Enoki seeni, õhukeselt viilutatud

1/4 valget sibulat, kooritud, pikuti poolitatud ja õhukesteks viiludeks

1 suur kurk pikuti pooleks ja õhukesteks viiludeks

riietumine

¼ tassi ekstra neitsioliiviõli

2 lusikat. Õunaäädikas

Jäme sool ja must pipar

Ettevalmistus

Kombineeri kõik kastme koostisosad.

Sega ülejäänud koostisosadega ja sega korralikult läbi.

Artišokisüdame ja ploomtomati salat

Koostis:

6 artišoki südant (konserveeritud)

5 keskmist ploomtomatit, poolitatud pikuti, seemnetest ja õhukesteks viiludeks

1/4 valget sibulat, kooritud, pikuti poolitatud ja õhukesteks viiludeks

1 suur kurk pikuti pooleks ja õhukesteks viiludeks

riietumine

¼ tassi ekstra neitsioliiviõli

2 tilka valge veini äädikat

Jäme sool ja must pipar

Ettevalmistus

Kombineeri kõik kastme koostisosad.

Sega ülejäänud koostisosadega ja sega korralikult läbi.

Maisi- ja ploomtomati salat

Koostis:

½ tassi konserveeritud beebimaisi

5 keskmist ploomtomatit, poolitatud pikuti, seemnetest ja õhukesteks viiludeks

1/4 valget sibulat, kooritud, pikuti poolitatud ja õhukesteks viiludeks

1 suur suvikõrvits, pikuti poolitatud, õhukesteks viiludeks lõigatud ja blanšeeritud

riietumine

¼ tassi ekstra neitsioliiviõli

2 tilka valge veini äädikat

Jäme sool ja must pipar

Ettevalmistus

Kombineeri kõik kastme koostisosad.

Sega ülejäänud koostisosadega ja sega korralikult läbi.

Segaroheline ja tomatisalat

Koostis:

1 hunnik Meslcuni, loputatud ja nõrutatud

5 keskmist tomatit, pikuti poolitatud, seemnetest eemaldatud ja õhukesteks viiludeks lõigatud

1/4 valget sibulat, kooritud, pikuti poolitatud ja õhukesteks viiludeks

1 suur kurk pikuti pooleks ja õhukesteks viiludeks

riietumine

¼ tassi ekstra neitsioliiviõli

2 lusikat. Õunaäädikas

Jäme sool ja must pipar

Ettevalmistus

Kombineeri kõik kastme koostisosad.

Sega ülejäänud koostisosadega ja sega korralikult läbi.

Rooma salat ja ploomtomatid

Koostis:

1 hunnik Rooma salatit, loputatud ja nõrutatud

5 keskmist ploomtomatit, poolitatud pikuti, seemnetest ja õhukesteks viiludeks

1/4 valget sibulat, kooritud, pikuti poolitatud ja õhukesteks viiludeks

1 suur kurk pikuti pooleks ja õhukesteks viiludeks

riietumine

¼ tassi ekstra neitsioliiviõli

2 tilka valge veini äädikat

Jäme sool ja must pipar

Ettevalmistus

Kombineeri kõik kastme koostisosad.

Sega ülejäänud koostisosadega ja sega korralikult läbi.

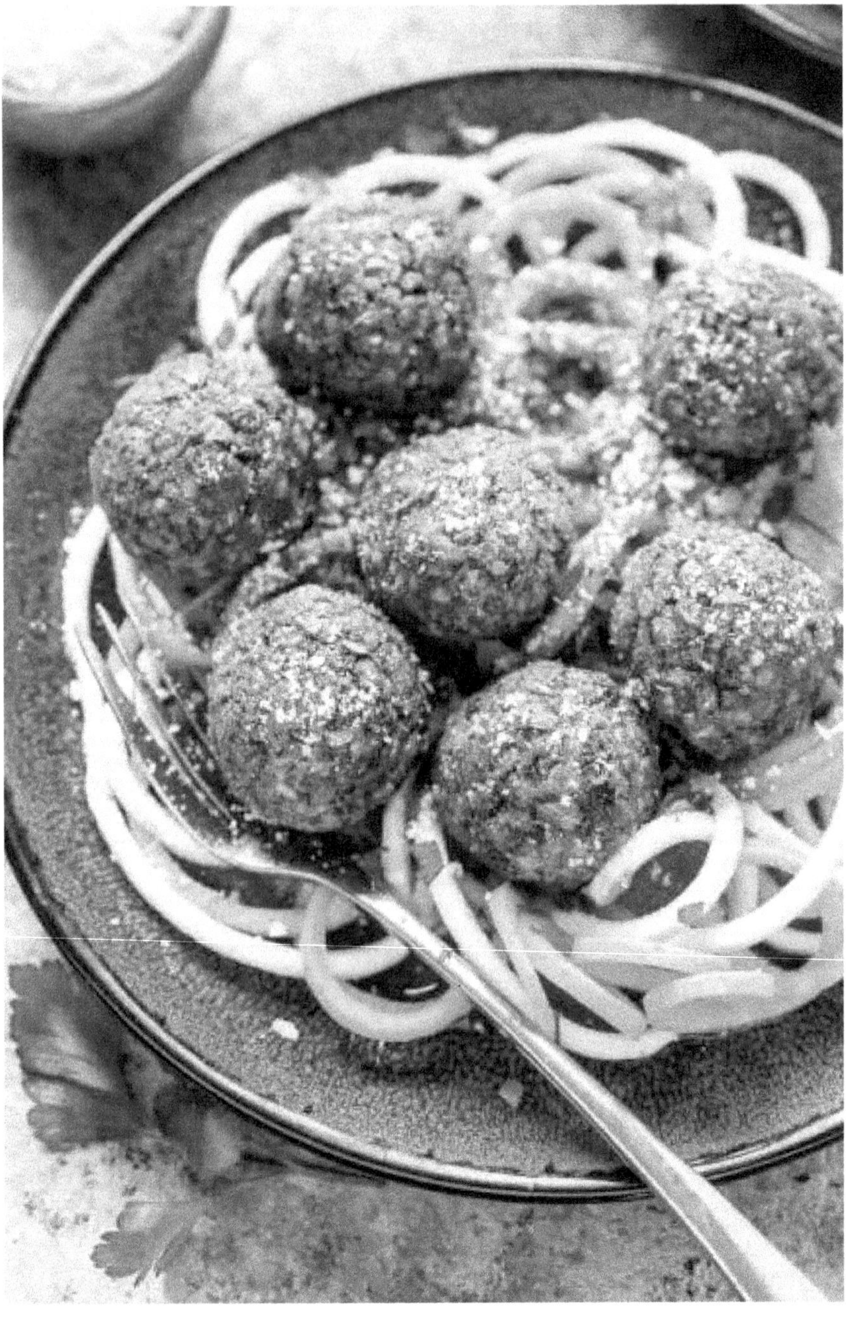

Endiivia ja Enoki seenesalat

Koostis:

1 hunnik endiiviaid, loputatud ja nõrutatud

15 Enoki seeni, õhukeselt viilutatud

1/4 valget sibulat, kooritud, pikuti poolitatud ja õhukesteks viiludeks

1 suur kurk pikuti pooleks ja õhukesteks viiludeks

riietumine

¼ tassi ekstra neitsioliiviõli

2 tilka valge veini äädikat

Jäme sool ja must pipar

Ettevalmistus

Kombineeri kõik kastme koostisosad.

Sega ülejäänud koostisosadega ja sega korralikult läbi.

Artišoki ja tomati salat

Koostis:

1 artišokk, loputatud ja nõrutatud

5 keskmist tomatit, pikuti poolitatud, seemnetest eemaldatud ja õhukesteks viiludeks lõigatud

1/4 valget sibulat, kooritud, pikuti poolitatud ja õhukesteks viiludeks

1 suur suvikõrvits, pikuti poolitatud, õhukesteks viiludeks lõigatud ja blanšeeritud

riietumine

¼ tassi ekstra neitsioliiviõli

2 tilka valge veini äädikat

Jäme sool ja must pipar

Ettevalmistus

Kombineeri kõik kastme koostisosad.

Sega ülejäänud koostisosadega ja sega korralikult läbi.

Tomatisalat kapsa ja pärandvaraga

Koostis:

1 hunnik lehtkapsast, loputatud ja nõrutatud

3 pärandtomatit, poolitatud pikuti, seemnetest puhastatud ja õhukesteks viiludeks lõigatud

1/4 valget sibulat, kooritud, pikuti poolitatud ja õhukesteks viiludeks

1 suur kurk pikuti pooleks ja õhukesteks viiludeks

riietumine

¼ tassi ekstra neitsioliiviõli

2 lusikat. Õunaäädikas

Jäme sool ja must pipar

Ettevalmistus

Kombineeri kõik kastme koostisosad.

Sega ülejäänud koostisosadega ja sega korralikult läbi.

Spinati ja tomati salat

Koostis:

1 hunnik spinatit, loputatud ja nõrutatud

10 tomatit, poolitatud pikuti, seemnetest ja õhukesteks viiludeks

1/4 valget sibulat, kooritud, pikuti poolitatud ja õhukesteks viiludeks

1 suur kurk pikuti pooleks ja õhukesteks viiludeks

riietumine

¼ tassi ekstra neitsioliiviõli

2 tilka valge veini äädikat

Jäme sool ja must pipar

Ettevalmistus

Kombineeri kõik kastme koostisosad.

Sega ülejäänud koostisosadega ja sega korralikult läbi.

Mescluni ja Enoki seenesalat

Koostis:

1 hunnik Meslcuni, loputatud ja nõrutatud

15 Enoki seeni, õhukeselt viilutatud

1/4 valget sibulat, kooritud, pikuti poolitatud ja õhukesteks viiludeks

1 suur kurk pikuti pooleks ja õhukesteks viiludeks

riietumine

¼ tassi ekstra neitsioliiviõli

2 tilka valge veini äädikat

Jäme sool ja must pipar

Ettevalmistus

Kombineeri kõik kastme koostisosad.

Sega ülejäänud koostisosadega ja sega korralikult läbi.

Rooma salat ja kurgid

Koostis:

1 hunnik Rooma salatit, loputatud ja nõrutatud

5 keskmist ploomtomatit, poolitatud pikuti, seemnetest ja õhukesteks viiludeks

1/4 valget sibulat, kooritud, pikuti poolitatud ja õhukesteks viiludeks

1 suur kurk pikuti pooleks ja õhukesteks viiludeks

riietumine

¼ tassi ekstra neitsioliiviõli

2 lusikat. Õunaäädikas

Jäme sool ja must pipar

Ettevalmistus

Kombineeri kõik kastme koostisosad.

Sega ülejäänud koostisosadega ja sega korralikult läbi.

Kapsasalat spinati ja suvikõrvitsaga

Koostis:

1 hunnik lehtkapsast, loputatud ja nõrutatud

1 hunnik spinatit, loputatud ja nõrutatud

1/4 valget sibulat, kooritud, pikuti poolitatud ja õhukesteks viiludeks

1 suur suvikõrvits, pikuti poolitatud, õhukesteks viiludeks lõigatud ja blanšeeritud

riietumine

¼ tassi ekstra neitsioliiviõli

2 tilka valge veini äädikat

Jäme sool ja must pipar

Ettevalmistus

Kombineeri kõik kastme koostisosad.

Sega ülejäänud koostisosadega ja sega korralikult läbi.

Kapsasalat artišokkide ja Enoki seentega

Koostis:

1 artišokk, loputatud ja nõrutatud

1 hunnik lehtkapsast, loputatud ja nõrutatud

15 Enoki seeni, õhukeselt viilutatud

1/4 valget sibulat, kooritud, pikuti poolitatud ja õhukesteks viiludeks

1 suur kurk pikuti pooleks ja õhukesteks viiludeks

riietumine

¼ tassi ekstra neitsioliiviõli

2 tilka valge veini äädikat

Jäme sool ja must pipar

Ettevalmistus

Kombineeri kõik kastme koostisosad.

Sega ülejäänud koostisosadega ja sega korralikult läbi.

Endiivia ja artišoki salat

Koostis:

1 hunnik endiiviaid, loputatud ja nõrutatud

1 artišokk, loputatud ja nõrutatud

1 suur kurk pikuti pooleks ja õhukesteks viiludeks

riietumine

¼ tassi ekstra neitsioliiviõli

2 tilka valge veini äädikat

Jäme sool ja must pipar

Ettevalmistus

Kombineeri kõik kastme koostisosad.

Sega ülejäänud koostisosadega ja sega korralikult läbi.

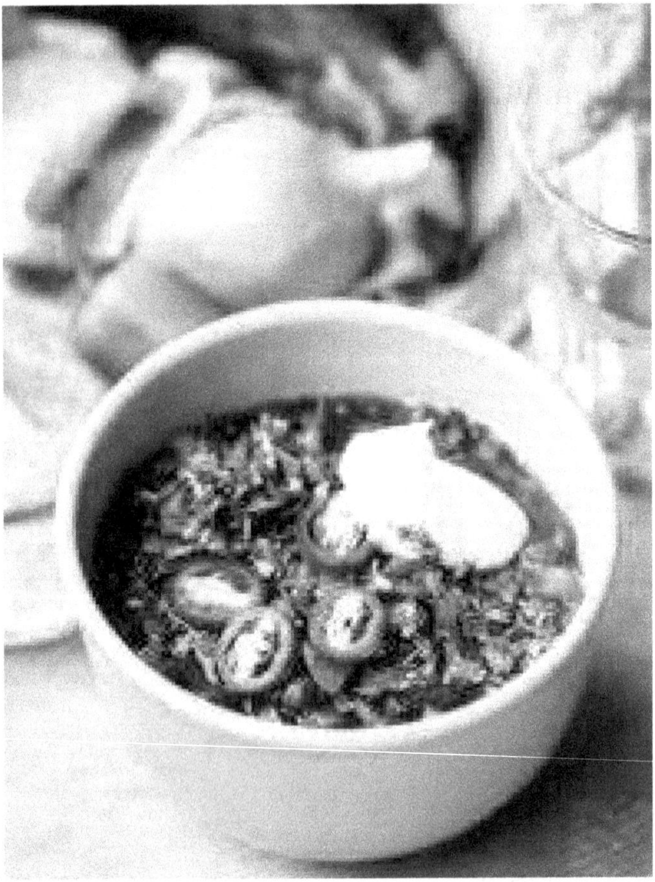

Endiivia ja suvikõrvitsa salat

Koostis:

1 hunnik Rooma salatit, loputatud ja nõrutatud

1 hunnik endiiviaid, loputatud ja nõrutatud

1 suur suvikõrvits, pikuti poolitatud, õhukesteks viiludeks lõigatud ja blanšeeritud

riietumine

¼ tassi ekstra neitsioliiviõli

2 tilka valge veini äädikat

Jäme sool ja must pipar

Ettevalmistus

Kombineeri kõik kastme koostisosad.

Sega ülejäänud koostisosadega ja sega korralikult läbi.

Mescluni salat ja Romaine salat

Koostis:

1 hunnik Meslcuni, loputatud ja nõrutatud

1 hunnik Rooma salatit, loputatud ja nõrutatud

1/4 valget sibulat, kooritud, pikuti poolitatud ja õhukesteks viiludeks

1 suur kurk pikuti pooleks ja õhukesteks viiludeks

riietumine

¼ tassi ekstra neitsioliiviõli

2 lusikat. Õunaäädikas

Jäme sool ja must pipar

Ettevalmistus

Kombineeri kõik kastme koostisosad.

Sega ülejäänud koostisosadega ja sega korralikult läbi.

Rohelise ja tomati segasalat

Koostis:

1 hunnik Meslcuni, loputatud ja nõrutatud

1 hunnik Rooma salatit, loputatud ja nõrutatud

10 tomatit, poolitatud pikuti, seemnetest ja õhukesteks viiludeks

1/4 valget sibulat, kooritud, pikuti poolitatud ja õhukesteks viiludeks

1 suur suvikõrvits, pikuti poolitatud, õhukesteks viiludeks lõigatud ja blanšeeritud

riietumine

¼ tassi ekstra neitsioliiviõli

2 tilka valge veini äädikat

Jäme sool ja must pipar

Ettevalmistus

Kombineeri kõik kastme koostisosad.

Sega ülejäänud koostisosadega ja sega korralikult läbi.

Rooma salat ja endiivia

Koostis:

1 hunnik Rooma salatit, loputatud ja nõrutatud

1 hunnik endiiviaid, loputatud ja nõrutatud

5 keskmist ploomtomatit, poolitatud pikuti, seemnetest ja õhukesteks viiludeks

1/4 valget sibulat, kooritud, pikuti poolitatud ja õhukesteks viiludeks

1 suur kurk pikuti pooleks ja õhukesteks viiludeks

riietumine

¼ tassi ekstra neitsioliiviõli

2 tilka valge veini äädikat

Jäme sool ja must pipar

Ettevalmistus

Kombineeri kõik kastme koostisosad.

Sega ülejäänud koostisosadega ja sega korralikult läbi.

Artišoki ja kapsa salat

Koostis:

1 artišokk, loputatud ja nõrutatud

1 hunnik lehtkapsast, loputatud ja nõrutatud

3 pärandtomatit, poolitatud pikuti, seemnetest puhastatud ja õhukesteks viiludeks lõigatud

1/4 valget sibulat, kooritud, pikuti poolitatud ja õhukesteks viiludeks

1 suur kurk pikuti pooleks ja õhukesteks viiludeks

riietumine

¼ tassi ekstra neitsioliiviõli

2 tilka valge veini äädikat

Jäme sool ja must pipar

Ettevalmistus

Kombineeri kõik kastme koostisosad.

Sega ülejäänud koostisosadega ja sega korralikult läbi.

Kapsa ja spinati salat

Koostis:

1 hunnik lehtkapsast, loputatud ja nõrutatud

1 hunnik spinatit, loputatud ja nõrutatud

15 Enoki seeni, õhukeselt viilutatud

1/4 valget sibulat, kooritud, pikuti poolitatud ja õhukesteks viiludeks

1 suur kurk pikuti pooleks ja õhukesteks viiludeks

riietumine

¼ tassi ekstra neitsioliiviõli

2 tilka valge veini äädikat

Jäme sool ja must pipar

Ettevalmistus

Kombineeri kõik kastme koostisosad.

Sega ülejäänud koostisosadega ja sega korralikult läbi.

Porgandi ja ploomtomati salat

Koostis:

1 tass porgandit, hakitud

5 keskmist ploomtomatit, poolitatud pikuti, seemnetest ja õhukesteks viiludeks

1/4 valget sibulat, kooritud, pikuti poolitatud ja õhukesteks viiludeks

1 suur kurk pikuti pooleks ja õhukesteks viiludeks

riietumine

¼ tassi ekstra neitsioliiviõli

2 lusikat. Õunaäädikas

Jäme sool ja must pipar

Ettevalmistus

Kombineeri kõik kastme koostisosad.

Sega ülejäänud koostisosadega ja sega korralikult läbi.

Maisi ja tomati salat ploomidega

Koostis:

1 tass beebimaisi (konserv), nõrutatud

5 keskmist ploomtomatit, poolitatud pikuti, seemnetest ja õhukesteks viiludeks

1/4 valget sibulat, kooritud, pikuti poolitatud ja õhukesteks viiludeks

1 suur suvikõrvits, pikuti poolitatud, õhukesteks viiludeks lõigatud ja blanšeeritud

riietumine

¼ tassi ekstra neitsioliiviõli

2 tilka valge veini äädikat

Jäme sool ja must pipar

Ettevalmistus

Kombineeri kõik kastme koostisosad.

Sega ülejäänud koostisosadega ja sega korralikult läbi.

Rohelise ja beebiporgandi segasalat

Koostis:

1 hunnik Meslcuni, loputatud ja nõrutatud

1 tass porgandit, hakitud

1 suur kurk pikuti pooleks ja õhukesteks viiludeks

riietumine

¼ tassi ekstra neitsioliiviõli

2 tilka valge veini äädikat

Jäme sool ja must pipar

Ettevalmistus

Kombineeri kõik kastme koostisosad.

Sega ülejäänud koostisosadega ja sega korralikult läbi.

Rooma salat ja maisi salat

Koostis:

1 hunnik Rooma salatit, loputatud ja nõrutatud

1 tass beebimaisi (konserv), nõrutatud

1 suur kurk pikuti pooleks ja õhukesteks viiludeks

riietumine

¼ tassi ekstra neitsioliiviõli

2 tilka valge veini äädikat

Jäme sool ja must pipar

Ettevalmistus

Kombineeri kõik kastme koostisosad.

Sega ülejäänud koostisosadega ja sega korralikult läbi.

Maisi ja endiivia salat

Koostis:

1 tass beebimaisi (konserv), nõrutatud

1 hunnik endiiviaid, loputatud ja nõrutatud

1/4 valget sibulat, kooritud, pikuti poolitatud ja õhukesteks viiludeks

1 suur suvikõrvits, pikuti poolitatud, õhukesteks viiludeks lõigatud ja blanšeeritud

riietumine

¼ tassi ekstra neitsioliiviõli

2 lusikat. Õunaäädikas

Jäme sool ja must pipar

Ettevalmistus

Kombineeri kõik kastme koostisosad.

Sega ülejäänud koostisosadega ja sega korralikult läbi.

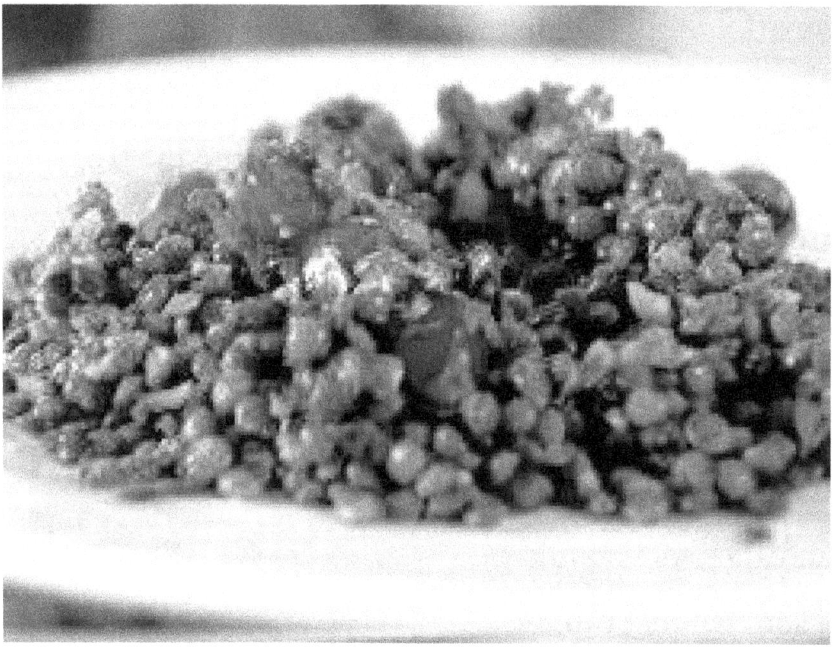

Lillkapsa ja tomati salat

Koostis:

9 lillkapsa õisikut, blanšeeritud ja nõrutatud

10 tomatit, poolitatud pikuti, seemnetest ja õhukesteks viiludeks

1/4 valget sibulat, kooritud, pikuti poolitatud ja õhukesteks viiludeks

1 suur kurk pikuti pooleks ja õhukesteks viiludeks

riietumine

¼ tassi ekstra neitsioliiviõli

2 tilka valge veini äädikat

Jäme sool ja must pipar

Ettevalmistus

Kombineeri kõik kastme koostisosad.

Sega ülejäänud koostisosadega ja sega korralikult läbi.

Brokkoli ja tomati salat

Koostis:

8 brokoli õisikut, blanšeeritud ja nõrutatud

10 tomatit, poolitatud pikuti, seemnetest ja õhukesteks viiludeks

1/4 valget sibulat, kooritud, pikuti poolitatud ja õhukesteks viiludeks

1 suur kurk pikuti pooleks ja õhukesteks viiludeks

riietumine

¼ tassi ekstra neitsioliiviõli

2 tilka valge veini äädikat

Jäme sool ja must pipar

Ettevalmistus

Kombineeri kõik kastme koostisosad.

Sega ülejäänud koostisosadega ja sega korralikult läbi.

Spinati ja lillkapsa salat

Koostis:

1 hunnik spinatit, loputatud ja nõrutatud

9 lillkapsa õisikut, blanšeeritud ja nõrutatud

1 suur suvikõrvits, pikuti poolitatud, õhukesteks viiludeks lõigatud ja blanšeeritud

riietumine

¼ tassi ekstra neitsioliiviõli

2 tilka valge veini äädikat

Jäme sool ja must pipar

Ettevalmistus

Kombineeri kõik kastme koostisosad.

Sega ülejäänud koostisosadega ja sega korralikult läbi.

Kapsa ja brokoli salat

Koostis:

1 hunnik lehtkapsast, loputatud ja nõrutatud

8 brokoli õisikut, blanšeeritud ja nõrutatud

1 suur kurk pikuti pooleks ja õhukesteks viiludeks

riietumine

¼ tassi ekstra neitsioliiviõli

2 tilka valge veini äädikat

Jäme sool ja must pipar

Ettevalmistus

Kombineeri kõik kastme koostisosad.

Sega ülejäänud koostisosadega ja sega korralikult läbi.

Kapsasalat spinati ja brokkoliga

Koostis:

1 hunnik lehtkapsast, loputatud ja nõrutatud

8 brokoli õisikut, blanšeeritud ja nõrutatud

1 hunnik spinatit, loputatud ja nõrutatud

riietumine

¼ tassi ekstra neitsioliiviõli

2 tilka valge veini äädikat

Jäme sool ja must pipar

Ettevalmistus

Kombineeri kõik kastme koostisosad.

Sega ülejäänud koostisosadega ja sega korralikult läbi.

Artišoki ja brokoli salat

Koostis:

1 artišokk, loputatud ja nõrutatud

1 hunnik lehtkapsast, loputatud ja nõrutatud

8 brokoli õisikut, blanšeeritud ja nõrutatud

riietumine

¼ tassi ekstra neitsioliiviõli

2 tilka valge veini äädikat

Jäme sool ja must pipar

Ettevalmistus

Kombineeri kõik kastme koostisosad.

Sega ülejäänud koostisosadega ja sega korralikult läbi.

Maisi ja endiivia salat

Koostis:

1 tass beebimaisi (konserv), nõrutatud

1 hunnik endiiviaid, loputatud ja nõrutatud

1 artišokk, loputatud ja nõrutatud

riietumine

¼ tassi ekstra neitsioliiviõli

2 lusikat. Õunaäädikas

Jäme sool ja must pipar

Ettevalmistus

Kombineeri kõik kastme koostisosad.

Sega ülejäänud koostisosadega ja sega korralikult läbi.

Rohelise ja beebiporgandi segasalat

Koostis:

1 hunnik Meslcuni, loputatud ja nõrutatud

1 tass porgandit, hakitud

1 hunnik Rooma salatit, loputatud ja nõrutatud

riietumine

¼ tassi ekstra neitsioliiviõli

2 tilka valge veini äädikat

Jäme sool ja must pipar

Ettevalmistus

Kombineeri kõik kastme koostisosad.

Sega ülejäänud koostisosadega ja sega korralikult läbi.

Tomatillo ja maisi salat

Koostis:

10 tomatit, poolitatud pikuti, seemnetest ja õhukesteks viiludeks

1 tass beebimaisi (konserv), nõrutatud

1 hunnik endiiviaid, loputatud ja nõrutatud

1 artišokk, loputatud ja nõrutatud

riietumine

¼ tassi ekstra neitsioliiviõli

2 tilka valge veini äädikat

Jäme sool ja must pipar

Ettevalmistus

Kombineeri kõik kastme koostisosad.

Sega ülejäänud koostisosadega ja sega korralikult läbi.

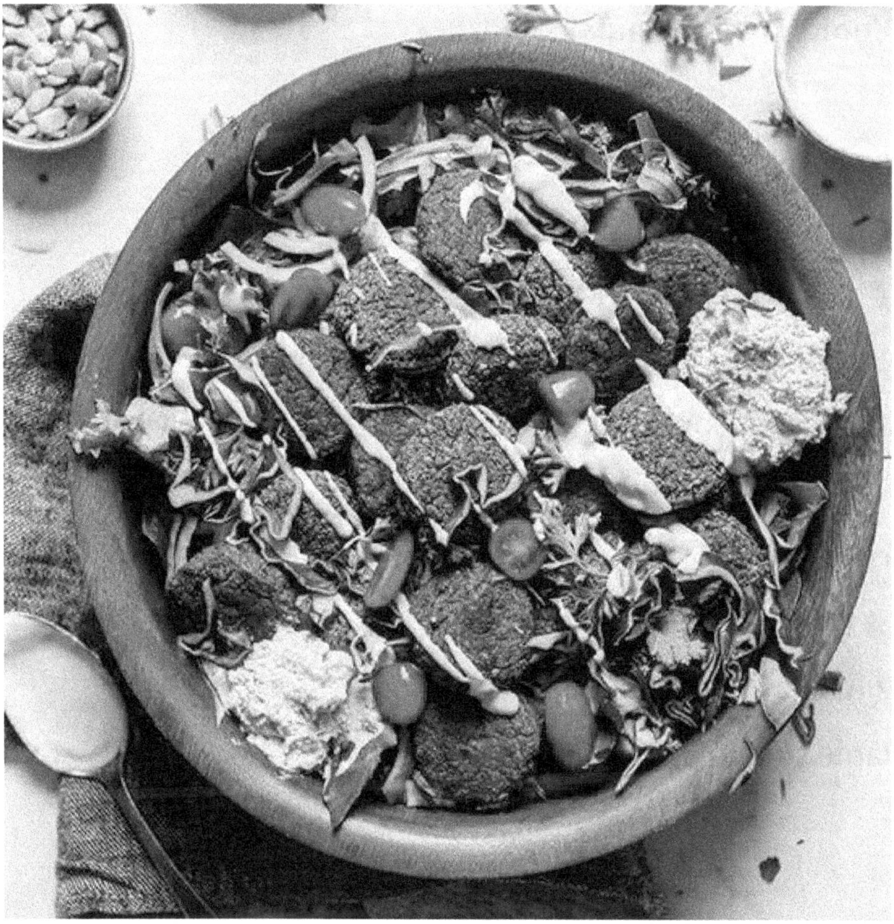

Enoki ja beebimaisi salat

Koostis:

15 Enoki seeni, õhukeselt viilutatud

1 tass beebimaisi (konserv), nõrutatud

1 hunnik endiiviaid, loputatud ja nõrutatud

1 artišokk, loputatud ja nõrutatud

riietumine

¼ tassi ekstra neitsioliiviõli

2 lusikat. Õunaäädikas

Jäme sool ja must pipar

Ettevalmistus

Kombineeri kõik kastme koostisosad.

Sega ülejäänud koostisosadega ja sega korralikult läbi.

Endiivia salat tomatite ja artišokkidega

Koostis:

3 pärandtomatit, poolitatud pikuti, seemnetest puhastatud ja õhukesteks viiludeks lõigatud

1 hunnik endiiviaid, loputatud ja nõrutatud

1 artišokk, loputatud ja nõrutatud

1 hunnik lehtkapsast, loputatud ja nõrutatud

riietumine

¼ tassi ekstra neitsioliiviõli

2 tilka valge veini äädikat

Jäme sool ja must pipar

Ettevalmistus

Kombineeri kõik kastme koostisosad.

Sega ülejäänud koostisosadega ja sega korralikult läbi.

Tomatisalat ploomide ja sibulaga

Koostis:

1 hunnik kapsast, loputatud ja nõrutatud

5 keskmist ploomtomatit, poolitatud pikuti, seemnetest ja õhukesteks viiludeks

1/4 valget sibulat, kooritud, pikuti poolitatud ja õhukesteks viiludeks

1 suur kurk pikuti pooleks ja õhukesteks viiludeks

riietumine

¼ tassi ekstra neitsioliiviõli

2 tilka valge veini äädikat

Jäme sool ja must pipar

Ettevalmistus

Kombineeri kõik kastme koostisosad.

Sega ülejäänud koostisosadega ja sega korralikult läbi.

Salat spinati, ploomide, tomatite ja sibulaga

Koostis:

1 hunnik spinatit, loputatud ja nõrutatud

5 keskmist ploomtomatit, poolitatud pikuti, seemnetest ja õhukesteks viiludeks

1/4 valget sibulat, kooritud, pikuti poolitatud ja õhukesteks viiludeks

1 suur kurk pikuti pooleks ja õhukesteks viiludeks

riietumine

¼ tassi ekstra neitsioliiviõli

2 tilka valge veini äädikat

Jäme sool ja must pipar

Ettevalmistus

Kombineeri kõik kastme koostisosad.

Sega ülejäänud koostisosadega ja sega korralikult läbi.

Vesikressi ja suvikõrvitsa salat

Koostis:

1 hunnik kressi, loputatud ja nõrutatud

5 keskmist ploomtomatit, poolitatud pikuti, seemnetest ja õhukesteks viiludeks

1/4 valget sibulat, kooritud, pikuti poolitatud ja õhukesteks viiludeks

1 suur suvikõrvits, pikuti poolitatud, õhukesteks viiludeks lõigatud ja blanšeeritud

riietumine

¼ tassi ekstra neitsioliiviõli

2 lusikat. Õunaäädikas

Jäme sool ja must pipar

Ettevalmistus

Kombineeri kõik kastme koostisosad.

Sega ülejäänud koostisosadega ja sega korralikult läbi.

Mango, tomati ja kurgi salat

Koostis:

1 tass tükeldatud mangot

5 keskmist ploomtomatit, poolitatud pikuti, seemnetest ja õhukesteks viiludeks

1/4 valget sibulat, kooritud, pikuti poolitatud ja õhukesteks viiludeks

1 suur kurk pikuti pooleks ja õhukesteks viiludeks

riietumine

¼ tassi ekstra neitsioliiviõli

2 tilka valge veini äädikat

Jäme sool ja must pipar

Ettevalmistus

Kombineeri kõik kastme koostisosad.

Sega ülejäänud koostisosadega ja sega korralikult läbi.

CPSIA information can be obtained
at www.ICGtesting.com
Printed in the USA
LVHW030322160223
739598LV00019B/1616

9 781837 528943